中医男科思辨

仲崇副
王　永　主编
张　丽

化学工业出版社
·北京·

内容简介

本书内容包括中医男科解剖、生理及男科疾病的病因、病机、诊断、辨证、治疗等基本知识，还全面系统地介绍了睾丸疾病、阴囊疾病、阴茎疾病和房事疾病的定义、病因、病机、诊断、辨证论治、中西医治疗方法以及食疗、预防、护理等。内容全面系统，表述通俗易懂，讲解深入浅出，既可作为中医男科从业者的参考书，又可作为中医男科患者及中医爱好者的参考书。

图书在版编目（CIP）数据

中医男科思辨 / 仲崇副，王永，张丽主编. -- 北京 ：化学工业出版社，2026. 1. -- ISBN 978-7-122-49202-9

Ⅰ. R277.57

中国国家版本馆 CIP 数据核字第 2025GH6298 号

责任编辑：赵兰江

责任校对：李雨函　　　　装帧设计：张　辉

出版发行：化学工业出版社

（北京市东城区青年湖南街 13 号　邮政编码 100011）

印　　装：北京建宏印刷有限公司

710mm×1000mm　1/16　印张 11¾　字数 202 千字

2026 年 1 月北京第 1 版第 1 次印刷

购书咨询：010-64518888　　　　售后服务：010-64518899

网　　址：http://www.cip.com.cn

凡购买本书，如有缺损质量问题，本社销售中心负责调换。

定　　价：98.00 元

编写人员名单

主　编　仲崇副　王　永　张　丽

副主编　陈腾飞　纪　云　姜玉良

编　者　仲崇副　王　永　张　丽　陈腾飞　纪　云
姜玉良　张　倩　高博贤　史卓卓　李胜男
闫庆新　陈维毅　方宇鹏　高吉祥　李翔宇
张　超　张军斌　韩　斌　刘丰瑞　贾志超
李啸林　孙　漠

主　审　高兆旺

前　言

中医男科学是根据中医学的理论认识和研究男性生殖系统的生理、病理、生育、不育和性功能障碍诸方面的综合性学科。

在古代中医学体系中，中医男科病大多归为中医内科、中医外科。到了今天，中医男科学已逐渐发展成了独立的临床学科，并在长期的发展中不断壮大。

在当今社会，新的生活习惯如久坐、久视、熬夜等，给男性健康带来了负面影响。普及男性健康知识、引导养成正确的生活习惯，对于医疗工作者来讲尤为重要。

本书从男科基础知识开始，通过通俗易懂的语言，讲解了男科解剖生理、病因、病机、诊断方法及常见疾病的辨证、治疗等。旨在使医疗工作人员、教学人员、医学生甚至男性患者可以通过本书掌握一些男科疾病的理、法、方、药。

本书是齐鲁中医男科代表性人物高兆旺教授的学术继承人仲崇副、王永等对高兆旺教授的研究和经验的系统性总结和高度凝练，以期为男科同道提供一本参考书，也为男性朋友提供一本科普读物，为中医男科事业的发展添砖加瓦。

编者

2025 年 7 月

目 录

第一章
中医男科解剖

第一节 中医解剖概述

中医解剖学包括脏腑、经络、官窍等器官形态结构，同时这些器官的位置也是中医解剖学的范围，甚至精、气、血、津液都囊括其中。

《灵枢》说：

“若夫八尺之士，皮肉在此。”：一个人，无论男女，就在那里。

“外可度量切循而得之。”：活着的时候，可以测量体表的相关数据。

“其死可解剖而视之。”：死了以后，可以打开，也就是“解剖”身体，可以看到身体里面的东西。

《灵枢》又说：

“其脏之坚脆”：脏的坚硬与脆弱。

“腑之大小”：腑的大小。

“谷之多少”：水谷的多少。

“脉之长短”：脉管的长短。

“血之清浊”：血液的清浊。

经络系统的循行路线也属于中医的解剖学范畴，是中医理论中最基础的内容。经络是一个庞大的系统，遍布全身，沟通内外，把五脏六腑连通在一起，是运行气血的通道。该通道是一个网状结构，有主干，有分支，首尾相连，如环无端。

就像强调解剖学在西医中的重要性一样，无论怎样强调经络学说在中医理论中的重要性，都毫不为过。西医的治疗离不开解剖学，中医的治疗同样离不开经络学说。

第二节 阴茎的中医解剖

歌曰：

人一出生，

男女立现，

阴茎为男，

特征器官；

举缩自如，

阴茎属肝，

阴阳和合，

毋论长短。

阴茎，又名茎、玉茎、阳物等。有时简称为“阳”，是相对于女性生殖器官而言；或称为“阴”，言其生于身体的隐秘处。

阴茎的外口，也是尿道的外口，中医称为“马口”。《外科真诠》说：“马口属小肠。”意思是：尿道外口的病变，与中医的“小肠”有关。至今在社会上，还有老人会说“得了小肠火”，其真实意思是尿道不适，排尿时疼痛、灼热等。因为中医认为，心与小肠相表里，所以，用泻心火的导赤散来治疗“小肠炎”，疗效显著。

沿着尿道外口向里，大约到达会阴的部位，会有两条通道：一条通向膀胱，一条通向精室。

反过来，如果从里往外，膀胱的开口，中医称为“溺窍”；精室的开口，中医称为“精窍”。《神农本草经疏》指出两者的关系是“一窍通精，一窍通水”，下一句话说“二窍不并开”。通俗地说，两个开口的关系是：排精的时候不排尿，排尿的时候不排精。古人对这个生理特点的概括，简洁而明了，通俗而易懂。如果二者“并开”就会产生很多男科的疾病，如早泄、不射精、逆行射精、少弱精、精癃等。这些都和精窍与溺窍之间的关系有关。

《灵枢》云："茎，垂者，身中之机，阴精之候，津液之道也。"也就是说，阴茎既有排尿的功能，也有排精的功能。如果想要获得正常男女间的性生活，对于男方来说，阴茎必须具有正常的解剖结构、勃起的功能，方能完成正常的房事。

中医认为，阴茎又名宗筋，而筋属肝，肝又主情志，所以，阴茎的勃起与情志有关。《外科真诠》总结说："玉茎属肝。"《儒门事亲》说："非厥阴环而行之，则玉茎无由伸缩。"就指明了阴茎勃起与足厥阴肝经的关系。因此，如果想让阴茎举缩自如，肝气条达就成了基本的前提。

第三节　阴囊的中医解剖

歌曰：
阴囊阴茎，
男性特征，
囊内恒温，
生精环境。

阴囊是男性会阴部下垂的囊状物，与阴茎共同构成男性的外生殖器。阴囊位于阴茎后面，有色素沉着，薄而柔软，中间有一隔将阴囊分为左右两室，每个室内有睾丸、附睾、输精管。阴囊也是一个保护装置，只不过不是保护睾丸免受外来伤害的，因为阴囊伸缩性很大，很柔软，对外力的冲击起不到多大作用。

医学研究发现，阴囊真正的作用，犹如今天司空见惯的空调，为睾丸提供恒定的温度。阴囊上有很多皱褶，能收缩和扩张，可以调节睾丸周围的温度，无论春夏秋冬，阴囊内的温度总要比体温低1～2℃，有利于睾丸产生精子。

就是这么点细微的温度差异，却决定了睾丸是否能够正常发育，一旦睾丸的环境温度稍高，比如睾丸下降不全，留在腹股沟或者腹腔里，就会使睾丸的发育停止，时间久了，甚至还会恶变，可见睾丸对环境温度有着苛刻的要求。正因为如此，在临床上，一旦发现睾丸下降不全，应尽早干预，越早干预，预后越好。

中医对阴囊的变化也有充分的认识。中医对阴囊又称“囊”。有时将阴囊与阴茎、睾丸合称为“阴”。古代中医早就发现，阴囊受凉则“囊缩”；阴囊受热则“囊纵”。《素问》云：“厥阴脉循阴器而络于肝。”《外科真诠》说：“囊属肝。”所以阴囊有了病变，从肝论治，结合寒热辨证论治，往往会取得理想的效果。

第四节 睾丸的中医解剖

歌曰：
睾丸功能，
男性特征，
将其阉割，
唇口不荣。

睾丸位于阴囊内，左右各一。睾丸是微扁的椭圆体，表面光滑，分内、外侧面，前、后缘和上、下端。睾丸表面有一层坚厚的纤维膜，称为白膜，内有睾丸小叶，内含盘曲的精曲小管，精曲小管的上皮能产生精子。睾丸小叶、小管之间有间质细胞，会分泌性激素。可见睾丸是产生精子并能维持男性性征的重要器官。

中医理论中也有“睾丸”的名称，但是，在中医临床的理论体系中，却把睾丸和附睾合称为“肾子”。这些结构，中医也认为对男性有重要作用，传统中医也给予了足够的重视。《医林绳墨》说：“肾有二子，名曰睾丸。”所以，《疮疡经验全书》直接称睾丸为“肾子”。《儒门事亲》说：“睾丸，囊中之丸，虽主外肾，非厥阴环而行之，则玉茎无由伸缩。”

中医已经明确指出，睾丸，中医又名“肾子”，与阴茎的勃起有关，如果将其阉割，则失去男性特征，失去生育能力，恰能证明睾丸是能使女方怀孕的重要器官。《外科真诠》说：“子属肾。”是说睾丸的病变要从肾论治，这为中医治疗睾丸疾病指明了方向，其又说“子之系属肝”，这又为中医治疗精索疾病提供了理论依据。

另外，中医为什么称睾丸为“外肾”呢？应该有两方面的原因。一个是解剖原因，从今天的解剖研究来看，睾丸的形状像什么？不就是与实体肾一样吗？这也符合中医被称为“象医学”的理论。另一方面，肾主要有两个功能：主水、主生殖。故有当代医家提出，根据现代医学研究的结果反推，中医的（内）肾就是现代医学中肾的功能，是负责水液代谢的器官。中医的外肾就是现代医学中睾丸的功能，是负责生殖的器官。

第五节
精室的中医解剖：男性内生殖器官

歌曰：
精室含义，
内生殖器，
化精之所，
排出精子。

男性内生殖器包括睾丸、输精管道和附属腺。附属腺主要是精囊腺、前列腺和尿道球腺。内生殖器官相当于一个系统，是由以上所罗列的多个器官组成的能完成相对独立功能的一个组合。该系统的功能是：生成精子和性激素，并且还要顺利排出去。比如，把精子排到体外，完成其生殖的功能；把性激素排到血液循环中，发挥其应有的作用。

在《内经》中，有一个“胞”的名词，《灵枢》说：“冲脉、任脉皆起于胞中。”这个“胞”，对于女性来说，就是指女子胞，也就是女性的内生殖器官。那么，男性的胞在哪里呢？中医名家鲜有论述，直到《中西汇通医经精义》才明确提出：“女子之胞，男子名为精室，乃血气交会，化精成胎之所。”从此，大家逐渐认可了这个观点：“胞”的解剖部位是明确的，男女的名称也定了下来：在女性叫“女子胞”，在男性叫“精室”。女子胞的功能是“成胎”，精室的功能是“化精”。

第二章
中医男科生理

第一节 精室的生理

歌曰：

精室功能，

藏精排精，

生理特点，

类比月经。

中医男科学认为，精室相当于男性的内生殖器官，位在下焦，属于“奇恒之腑”的范畴。

首先，精室是精液产生的地方，是否能产生精液与年龄、天癸有关。

《素问》说：“男性二八，肾气盛，天癸至，精气溢泻，阴阳和，故能有子”。经文说：男性到了二八就是16岁，肾气不断充盛，天癸到达一定程度，精满自溢，出现遗精的现象，如果这时阴阳和合，就能孕育下一代了。

其次，精室是精液贮藏的地方。肾气充盛后，在天癸的作用下，（外）肾会源源不断地产生精液，向外流通。在正常情况下，精液并不会随时排出体外，精液藏在什么地方呢？《中西汇通医经精义》说：“精室乃藏精之所也。”也就是说，精室是藏精的地方。

当然，精室之精不可妄泄，《黄庭内景经》说：“急守精室勿妄泄，闭而宝之可长活。”然而，精室之精贵在流通，由于生殖之精持续产生，故通过房事或遗精适度地排出体外，才能维持男子正常的生理功能。《景岳全书》所谓：“有壮年气盛，久节房欲而遗者，此满而遗者也。”就是指生理性的遗精。

随着年龄的增长，如果男性天癸竭的话，又会发生什么现象呢？

《素问·上古天真论》说男性：“七八，肝气衰，筋不能动，天癸竭，精少，肾脏衰，形体皆极。”

可见，男性“七八”，也就是56岁之后生精能力明显衰退，精液减少，生育力降低。

但是，男性直到八九十岁生精能力仍未完全丧失，并有适量精子产生，个别人甚至还具有生育能力。《素问》说：“夫道者，能却老而全形，身年虽寿，能生子也。”至今，大家还经常说起：“男性八十八，还能结个瓜。”就是这个道理。

精室的生理特点是生精、藏精、排精。

第二节 精液的生理

一、精液性状

很多成年男性经常有意或无意地发现排出的精液有时候呈果冻状，有时候呈颗粒状，与“精液不液化”有些类似，非常担心会影响自己的生育能力。

1. 成年男性的正常精液是什么性状?

正常情况下，刚排出体外的精液呈胶冻状，也可以形容为果冻状，或者有颗粒状物。这些精液性状，从男科专业角度看是正常的。精液是一种混合物，主要由精子和精浆组成。在精浆的成分里，有一种叫蛋白凝固酶的成分，是由精囊腺分泌的，使精液呈凝固状态，正是在这种酶的作用下，让精液就像是大家常见的黏稠的胶水一样，黏性较大，有利于粘附在女性的宫颈口上，增加女方怀孕的概率。精液排出体外后，精液里的由前列腺分泌的蛋白分解酶开始发挥作用，精液在一定的时间内会逐渐液化，变成液体。精液液化后，精子才能挣脱束缚，往前“冲锋”，继续前往输卵管，去寻找目标——卵子。

2. 如果精液长时间不液化，会影响生育吗?

精液排出后，其液化的时间是有一定要求的。在体温环境（37℃）下，15 分钟左右，最长不超过 60 分钟，精液应该变成液体。如果在实验室，超过 60 分钟仍然不液化或不完全液化，称为精液延迟液化症，俗称精液不液化。这时，精子发生凝集和制动，减缓或抑制了精子的正常运动，进而不能顺利进入宫颈，就会降低女方怀孕的概率。所以，当成年男性发现精液呈果冻状时，首先不必紧张，这是正常的。如果怀疑自己的精液有问题时，到正规医院就诊，提前 3～5 天禁欲，检查精液常规，就能了解自己的精液是否正常。

3. 如果检查证实精液不液化，应该如何治疗?

到正规医院检查后，如果确诊为精液不液化，因为会使女方的怀孕概率下降，如有生育需求时，就应该系统治疗了。西医认为，精液的液化时间延长与蛋白分解酶的减少有关，而前列腺炎是分解酶减少的重要原因。

所以从前列腺炎的角度进行治疗，有一定的疗效。中医称本病为“精凝”，因阴虚火旺，阳虚浊液不化，或湿痰瘀浊凝聚所导致，根据辨证论治的原则，明确其证候，给予相应的方药，疗效是肯定的。

二、精液的常规指标

歌曰：
精液类比月经，
男性独有特征，
精子欲见卵子，
路途困难重重。

就像月经对于女性的重要性一样，精液就是男性最有特色的生理现象。

精子由睾丸产生。精浆由前列腺、精囊和尿道球腺分泌产生。精浆里含有果糖和蛋白质，是精子的营养物质。另外，精浆里还含有前列腺素和一些酶类。

在做精液常规检查前，男方禁欲多长时间合适呢？最好禁欲 3～5 天，最长不要超过 7 天。不满 3 天或超过 7 天，都会影响精液检查结果。

精液常规检查指标是否异常是以 WHO 发布的标准为依据的，目前已经发布到了第五版。

正常参考值如下：

外观：均匀的乳白色，呈半流体状。如果长期不排精，有点黄色也是正常的。有时里面有浅黄色的胶冻样半固体物，也是正常的，只要不是红色的就行。

pH 值：7.2 以上。因为女性的阴道内是酸性环境，所以，如果精液 pH 值小于 7，将明显影响精子的存活率。

液化时间：室温下 60 分钟内，一般不超过 15 分钟。如果液化不完全或者不液化，会使女方怀孕的概率下降。

精子密度：1500 万/ml 以上，或者精子总数不少于 3900 万/次射精。

精子活率：58％以上。

精子活力：40％以上（a＋b＋c）或 32％以上（a＋b）。

以上精子数量或活动率的降低，均会影响女方的怀孕概率。

正常形态：4％以上。有些男性对精子的形态很敏感，认为有了畸形精子就一定会使胚胎不健康。这就有些多虑了。

第三节 中医男科性生理

中医对男子性生理的认识，如戏道、四至、致气及七损八益等内容，对于房事养生和指导男性性功能障碍疾病如阳痿、早泄的诊断和治疗，都具有重要的临床意义。与性生理有关的知识，先从大伦说起。

一、大伦

歌曰：
人之大伦，
正常婚姻，
生儿育女，
社会责任。
男女搭配，
干活不累，
人之大伦，
家庭必备。

合理而健康的性生活，是人之大伦，也就是人生最高的伦理，同时“阴阳交合”还具有补益脏腑、畅通气血、祛病延年的作用。

二、性欲

歌曰：
性欲是指性欲望，
与生俱来应提倡，
未婚之前勿亲近，
鼓励成年多交往。

什么是性欲？通俗一点说，性欲指对性的渴望，是指个体渴望与另一个体发生性关系或肉体接触的愿望。专业一点说，性欲是一种本能欲望，对于繁殖下一代有利。

正常的性欲，是不分男女的，是正常成年男女均有的正常欲望。正常的性欲，可促进人口再生产，可使我们的社会人口结构合理，各个年龄段的人口保持平衡，能够让社会正常发展。

在成年之前，在学习的年龄段，还是鼓励男女之间保持一定的距离，无论对男方女方均有一定的积极意义。只有对男女方面的知识有所欠缺，才能有想去探索的欲望。

反之，如果男女之间，对于异性之间的差异，比如生殖系统的结构，比如房事方面的知识，过于了解，反而降低了这方面的欲望。

不正常的性欲有哪些？临床上有相反的两种情况：性欲低下，性欲亢进。不正常的性欲，亦不分男女，我们专注于男科，我们所说的性欲异常，主要讨论的是男性，对女性也有参考价值。

总之，性欲不分男女，无所谓好坏。正常的，必须支持和鼓励；不正常的，积极治疗。

三、晨勃

歌曰：
清晨勃起称晨勃，
成年男性常关切，
性别意识无关联，
更不影响性生活。

1. 定义

晨勃，是指男性在清晨 4～7 点之间，在无意识的情况下阴茎自然勃起，而且这个勃起的现象并不受情景、动作、思维的控制。

晨勃的发生，确实可以协助判断性功能是否正常。晨勃出现的频率，也是性能力强弱的重要表现或指标。

2. 机理

歌曰：
晨勃现象很正常，
阴茎血管在舒张，
坦然面对别焦虑，
房事质量少影响。

正常的成年男性都会有晨勃的现象发生。这种情况是不受大脑思维控制的，不需要外部刺激，这种现象是正常的。

一般认为，晨勃频率应该与男子的性能力有一定的关系。如果晨勃经常发生，确实能直接或者是间接地表明该男子的性能力最起码在正常范围。

目前公认的机理是：男性在睡眠的过程中，由于交感神经的兴奋性降低，副交感神经的兴奋性增加，造成阴茎血管的舒张，从而使得海绵体充血，造成阴茎勃起。

3. 病因

歌曰：
清晨勃起很重要，
健康状况好指标，
扬长避短重养生，
结局必定很美好。

通过前面的讨论，大家已经明白了晨勃是男性的生理现象，不受意识控制。随着年龄的增长，晨勃的频率肯定会有所减少，但是也不能太低。如果不影响正常的性功能，原则上不用理会。

无论如何，清晨阴茎勃起现象作为参考指标，确实能在一定程度上反映出男子的精力和健康状况。

在日常生活中，有些措施或者生活方式对于提高晨勃的频率有一定的帮助，比如：

饮食：晚饭时，多吃些驴肉、鱼肉、公鸡肉、韭菜、西瓜等食物；

睡眠：充足和高质量的睡眠；

中药：人参、黄芪、鹿茸、鹿鞭、海狗肾、淫羊藿、枸杞、巴戟天、肉苁蓉等。

锻炼：负重深蹲等。

以上种种，均有助于增加晨勃的频率，自然增加了男人的自信心，对于提高其性生活质量，确实能有正向的影响。

哪些因素会减少晨勃的频率呢？

年龄因素：从性成熟开始，随着年龄的增长，晨勃也逐渐减弱或衰退。

疾病因素：很多疾病能影响性功能及晨勃，如高血压、冠心病、白血病、结核病、恶性肿瘤、糖尿病、腰椎间盘突出症、脊髓损伤、性病等。

药物因素：抗肿瘤药物、抗高血压药物、治疗糖尿病药物、抗酸药物、镇静药物及知母、黄柏、甘草等中药，均能使晨勃减少。

精神因素：严重的精神创伤、悲愤过度、精神抑郁等，能使晨勃明显减少。

生活因素：过度疲劳、精神疲惫，也会影响晨勃。

不良生活习惯：如过度抽烟、饮酒、作息时间不规律、夜间睡眠时间过少等，也影响晨勃。

其他因素：如内分泌因素、垂体功能减退、环境污染等，也能使晨勃降低，甚至消失。

当然，如果感觉或者确实晨勃明显减少了，甚至影响到了正常的性生活，就要建议到正规医院的男科仔细检查，寻找病因，审因论治。

四、性反应周期

歌曰：
男性反应周期，
戏道四至致气，
泄精之后为止，
下次周而复始。

1. 戏道（前戏）

房事之前的那点事儿古人称作“戏道”，有点类似于现代性医学的“前戏”，却又比前戏详细和科学。《玉房指要》说：“凡御女之道，务欲先徐徐嬉戏，使神和意感，良久乃可交接。”《玄女经》说：“阴阳者，相感而应耳。”“男欲求女，女欲求男，情意合同，俱有悦心，故女质振感，男茎盛热。”古人指出，男女交合之前，强调必须先慢慢嬉戏，使女子发生性欲，出现性反应，女方的性兴奋反应反过来，又可以诱使男子的阴茎勃起坚强。

2. 四至（性兴奋）

男性受到性刺激后阴茎勃起。

根据现代性医学的研究，单纯依据阴茎的硬度，将阴茎勃起分成四级：

1级：最差，受到性刺激后阴茎增大，但不坚挺。

2级：稍好，阴茎勃起，但未能达到足以插入的程度。

3级：勉强合格，阴茎达到足以插入的硬度，但未完全坚挺。

4级：最好，阴茎完全勃起并足够坚挺。

在古代的中医学著作中，就有对阴茎的勃起硬度的四级分类。

《玄女经》云：“黄帝曰：何谓四至？玄女曰：玉茎不怒，和气不至；怒而不大，肌气不至；大而不坚，骨气不至；坚而不热，神气不至。故怒者，精之明；大者，精之关；坚者，精之户；热者，精之门。四气至而节之以道，开机不妄，开精不泄矣”。

古籍描述了阴茎充血的程度，从阴茎勃起、胀大、坚硬、温暖四方面的情况，分成了四个级别：怒、大、坚、热，也可以理解为勃起的四个阶段，相当于男子性兴奋阶段。古籍的四级分类更加符合男子的性生理反应，而不是冷冰冰的硬度，而且特别强调“神气”的重要性，加上“节之以道”，方能达到性生活的和谐。

3. 致气（持续期）

当阴茎勃起后，必须维持一段时间的勃起，方能有利于达到性高潮。这一阶段相当于男子性反应周期中的持续期。为了将勃起维持住，需要采取一定的措施，这些措施，中医称之为致气。

致气是指通过正确的性交方法，可以娱悦身心，致气除病，康健不衰。

4. 泄精（高潮）

男子性高潮的标志是射精。

一般情况下只有顺利地射精，精液才能进入女方体内，完成繁衍的任务。如果迟迟达不到高潮，男方不能射精，可致女方不孕。反之，如果过快地射精，也会影响夫妇的感情。这些都是中医必须面对，并需要解决的难题。

中医是如何看待泄精的呢？《玄女经》说：“天地之间，动须阴阳，阳得阴而化，阴得阳而通，一阴一阳，相须而行。故男感坚强，女动辟张，二气交精，流液相通。”可见，这是水乳交融，顺理成章的事情。

但古人也主张性交之时，不欲泄精，“务在积精”，有意识地控制不射精，认为可以有利于身心的健康。《千金方》说：“能百接而不施泻者，长生矣。”“数交而一泻，精气随长，不能使人虚也。若不数交，交而即泻，则不得益。泻之精气自然生长，但迟微，不如数交不泻之速也。”古人认为，适时而不纵欲，性乐而节制泄精，如此则可以使元气储备、精液积蓄，保持性功能不衰。可见，适度地控制一下射精，还是有一定好处的。

“凡人气力自有强盛过人者，亦不可抑忍，久而不泻，致生痈疽。”也就是说，如果故意地忍精不射，也会导致很多疾病，比如外科疾病中的痈疽等。

总之，射精是男子性高潮的标志，太快了，女方不满意；太慢了，又影响生育。所以，最要紧的是和谐。

五、男性不应期

歌曰：
房事之后不应期，
正常现象别着急，
男女双方同学习，
和谐家庭齐努力。

1. 定义

根据性生活中男女双方生理和心理的不同特点，把性生活的整个过程人为地分为四个时期，即兴奋期、持续期、高潮期和消退期。每次性生活都是如此，循环往复，周而复始。因此，性生活的整个过程也被称作性反应周期。

从这一次房事结束，到身体状态恢复后，又可以开始下一次房事，这之间必须有一段间歇时间，这个间歇时间的专业名称是男性不应期。

因为在这个时间内，男方是不能完成房事的，有些没有医学知识的成年男女，会把这种生理现象当成阳痿。这是错误的认知，对家庭和谐是有负面作用的。建议，当对房事过程有疑问时，一定要到正规医院男科就诊，避免给自己的家庭生活增添不必要的烦恼。

2. 时间

歌曰：
新婚燕尔，
热情高涨，
有不应期，
暗自神伤。
成年男女，
房事正常，
行房有度，
幸福安康。

不应期的时间长短，可以从几分钟到几天不等，往往与各种因素有关，比如男性的年龄、精力、体力等。男性越年轻，身体状况越好，体力越充沛，不应期的时间会越短一些。

无论是从养生角度还是从夫妻和谐角度，房事的次数、应该多长时间一次才是合理的？《素女经》认为：

“人年二十者，四日一泄；
年三十者，八日一泄；
年四十者，十六日一泄；
年五十者，二十一日一泄；
年六十者，即当闭精，勿复更泄也。
若体力犹壮者，一月一泄。
凡人气力自有强盛过人者，亦不可抑忍；
久而不泄，致痈疽。
若年过六十，而有数旬不得交接，意中平平者，可闭精勿泄也”。

六、性养生：还精补脑，七损八益

歌曰：
还精补脑，
七损八益，
夫妇双方，
共同努力。

1. 还精补脑

“还精补脑”是古代性医学极力倡导的一种性养生法，号称是道家保持元气的养生延年之术。

还精补脑的临床意义在于，对于那些射精过快的男性，通过适当地控制射精时间，有利于夫妻的性生活和谐。从另一个角度说，还不如要求清心寡欲、不要过度纵欲，更有利于养生。至于是否能够长生不老，那就见仁者见仁、智者见智了。

2. 七损八益

所谓“七损八益”，是指在房事中有损健康的七种表现和八种有益保持精气、有利房事的引导动作。如果能很好地学习和运用，避免七种有损害的表现，有利于达到性生活的和谐。《素问》说：“能知七损八益，则二者可调，不知用此，则早衰之节也。”这说明掌握和理解“七损八益”对于人体健康是非常重要的。

所谓的“七损”都包括哪些呢？

《天下至道谈》说：

“一曰闭”：意即性交时阴茎疼痛，称为内闭；

“二曰泄”：性交时出汗多，称为走泄精气；

“三曰竭”：房事没有节制，称为精液耗竭；

“四曰勿”：到了想性交时却不能，称为阳痿；

“五曰烦”：性交时喘息并心烦意乱，称为烦；

“六曰绝”：女方无性交要求时而男方勉强她，对女方的身心健康有害称为绝；

“七曰费”：性交过于急速图快，这就是浪费精力。

在房事过程中，哪些方式是有益的呢？

《天下至道谈》提出了“八益”：

“一曰治气”：调治精气，

“二曰致沫”：吞下津液，

“三曰知时”：知道交合的最佳时机，

“四曰蓄气”：蓄养精气，

“五曰和沫”：调和阴液，

“六曰积气”：聚积精气，

“七曰持赢”：保持满盈，

“八曰定倾”：防止阳痿。

如果做到了以上八个方面，对于夫妇双方均有益处。

总之，在房事中，注意“七损八益”是非常有益健康的，对维护男女身心健康，减少妇女疾病，乃至下一代的优生优育，都有着积极意义。

第三章
中医男科疾病病因

第一节 外因：外感六淫

一、湿邪

歌曰：
外感六淫湿邪，
发病淋证精浊，
水湿自然循环，
太阳不可或缺。

1. 湿邪临床表现

就中医男科来说，很显然，湿、热、寒邪是中医男科的主要致病因素，那就先说湿邪吧。湿邪的产生分两种情况：外湿和内湿。

内湿是虚证，主要是因为脾气虚弱，运化水湿的能力下降，湿邪就产生了，很明显是虚证，四君子汤是基本的治疗处方。

既然说到了外感六淫，咱们现在要说的，当然是外湿。一提外湿，大家能否想起一句诗："秋风秋雨愁煞人。"湿邪袭人，阴冷刺骨，当然是阴邪了，如果人体不能快速适应自然界的变化，会影响脾脏的运化能力，自然是实证了。

《灵枢》说："清湿则伤下。"《素问》说："伤于湿者，下先受之。"

意思就是因为湿性趋下，所以，湿邪侵入人体后，其发病部位多在人体的下部。

下部在哪里呢？是指盆腔以下的部位，大概相当于中医下焦的部位，包括了盆腔、臀部、下肢等，当然男女的生殖器官均在此范围内。

湿邪入侵后，会出现哪些症状呢？常见的症状有会阴部重坠，肢体沉重，小便不利或混浊，阴囊潮湿，舌苔腻，脉濡滑等。

中医经常形象地把湿邪比喻为油和（huó）面。如果要求你把和（huó）在面里的油取出来，大家想象一下，容易吗？所以，湿邪侵入人体后所导致的疾病往往不容易调理，这也就成了中医临床上经常要面对的难题。

湿邪本身是阴邪，但经常会与寒、热结合起来，引起很多男科疾病。比如，对男性来说，男属阳，湿邪容易热化，湿热下注，会导致淋证、精浊等。

湿邪本身是无形的，但时间长了，也会凝聚为痰，那就有形了，痰湿凝聚，会导致阴茎痰核、水疝等。

2. 湿有内外虚实

所谓内与外，是相对的两个空间概念。没有内，也就无所谓外，同样，没有外，也就无所谓内。就人体来说，以体表为界，体外的环境就是外，体内的环境就是内。

再说说虚与实，同样是相对的两个范畴，但与内、外的空间概念不一样，是指病邪的性质。

《素问》说："邪气盛则实，精气夺则虚。"

什么意思？就是说邪气盛于体内，无论外感内生就是实；正气在体内亏虚了，就是虚。

也可以换句话说，人体正常的状态是阴平阳秘。如果体内出现了不应该有的东西，就是实证，不管是体内产生的，还是从体外侵入的；同样，如果体内本该有的东西，却减少了，比如气、血、阴、阳等，就是虚证，不管是什么原因引起的。

可见，虚和实，严格来说，应该指的是两回事。后世做了引申，以正气为参照物：正气没有减少，如果病了，就是实证（有余）；正气减少了，不管是否处于疾病状态，就是虚证（不足）。

正气是什么呢？其实，就是抵御外邪的能力，类似于现代医学的"抵抗力"。

3. 水饮体内循环

《素问》说："饮入于胃，游溢精气，上输于脾。脾气散精，上归于肺，通调水道，下输膀胱。"意思是，水饮入胃以后，布散其精气，上输于脾；脾脏散布精华，上归于肺；肺通调水道，下输膀胱。

《素问》说："脾主为胃行其津液。"也就是说：脾（气、阳）主运化水饮，把胃中的水饮运化了后，水变成了湿。

由于脾（气、阳）的功能就是升清。也就是将"湿"向上输送送到肺。

肺的功能是宣发和肃降，也就是一部分湿以水汽的形式通过呼吸排出体外；肺的另一个功能是冷凝，把湿又变成水，通过三焦这个通道下输至膀胱，以尿液的形式排出体外，完成了人体内水的大循环。可见，在体内水的循环中，湿是不可缺少的一个生理环节。

在这个过程中，如果脾（气、阳）亏虚，功能下降了，同样是饮水，减少了向肺输送的量，而增加了向肠道输送的量，肠道里的水分增多了，就是“泄泻”了，这不就是虚证的湿邪吗？也就是说，应该形成的湿，量少了，就成了虚证了，这就是虚证湿邪的由来。

肺主皮毛，所以皮毛也是水湿排出的途径。反过来，当机体抵抗力（正气）下降的时候，湿邪也是可以通过皮毛进入机体的，就使肺的宣发功能发生障碍了，这不就使体内的（水）湿增加了吗！这不就是实证湿邪了吗！

湿性趋下，无论是实证还是虚证，最终湿邪为病，多见于下部（下焦）。

二、热邪

歌曰：
火热之间有区别，
燃烧之火产生热，
受热太过会生病，
治疗当然要泄火。

1. 火与热的区别

火是六气之一，如果侵犯人体，成为致病因素，当然也就是六淫之一。

火是什么呢？火是一种现象，是物质在燃烧过程中所发出的光和热，是能量的一种释放方式。

热（轻一点是温），是一种感受，是一种有参照物的感受。

总结一下，火产生了光和热，热是能量的一种体现，是火的结果之一。

火与热是因果关系，是不能画等号的。

温与热相同，只是程度不同。

火，也是五行之一，指一类阳性、热性的物象或亢进的状态。

作为生理的火，为阳气所化，是生命存在的动力，如少火、命门火等。

2. 热邪的致病特点

火，作为致病因素，是六淫之一。

对病理性的火（热）来说，中医是指阳性、热性一类的物象或亢进的状态。

病理性的各种机能亢进的表现，中医会称之为火（热）。

大家想想学过的物理学，物质（固体、气体）受热后，其体积是如何变化的？

对，会增大的。

所以，《素问》说："热盛则肿。"

大家再想想，人类在掌握火的使用后，是如何吃饭的？

对，煮熟。

减少了胃肠的负担，使食物更容易被吸收，所以，人们会节省下消化食物的能量，用来思考，社会不就进步了吗？

热邪对人体伤害的结果是什么呢？

《灵枢》说："大热不止，热胜则肉腐，肉腐则为脓。"

如果热邪伤害了上焦呢？

《素问》说："民病上热，喘嗽血溢"。

最后，总结一下，火（热）是阳邪，易伤阴液，易动血伤血。

3. 热邪的男科特点

中医认为，男属阳，女属阴。男性受邪后易热化，女性受邪后易寒化。

具体到男科，当男性受到外邪侵袭后，特别易感热邪，共同的热邪表现有（不分男女）：发热、心烦、口渴、舌红、脉数。

值得一提的症状是口渴。

一般情况下，只要病人有口渴的表现，如果再加上饮不解渴，多为热证。

具体到男科，热邪所致的症状还有：小便黄赤热痛，阴囊红肿热痛等。

热邪又分实热、虚热、内热、外热。

外感火热或其他病邪郁而化热，则可致睾丸肿痛、茎中痛痒。

内热多因气血失调或五志化火而成，可使脏腑、经络功能失调，而见阳强、房事茎痛等。

实热见高热、红肿、尿频、尿痛、舌红、脉实有力等。

虚热则出现潮热、盗汗、遗精、血精、舌红少苔、脉细数等。

4. 热邪的来历

很多西医同行对热邪也很感兴趣，因为有些炎症的表现也是热证，所以，在中西医结合的大背景下，大部分炎症疾病使用中医的清热解毒药，取得了显著治疗效果，使得用清热药治疗炎症成了目前的研究热点。

由于很多恶性肿瘤在发病过程中往往有炎症反应，所以很多清热解毒药治疗恶性肿瘤的研究也取得了可喜的进展。以至于出现了在临床上只要是恶性肿瘤就使用大量清热解毒药的现象。

其实，如果不注意辨证，大量的寒凉药物会影响患者的消化功能，反而使其生活质量明显下降，达不到预期的治疗效果。

从中医角度来说，热邪的类型不同，治疗方案也有区别。

先说外热，抵抗力下降的时候，热邪从体表进入体内，治疗是清热兼解表。

内热是脏腑、经络的气血郁滞不通，郁久气滞、血瘀，就会化热，久可热胜肉腐，腐败为脓。则是根据情况治疗，清热兼泻下。

实热和虚热与阴阳失衡有关，体内产生了多余的热量，阳盛而热，是实热，治疗时清热兼泻火。

体内因为阴虚而出现相对的热量，阴虚而热，是虚热，治宜滋阴清热。

热邪是一种能量，是火的一种体现，只要通过某种方式散发掉，也就没有了。与湿不同，湿是一种客观存在，由水而来，冷凝后又会变成水。

可见，中医在辨证施治时，往往要参考四诊资料，判断寒热、虚实，才能给出相应的治法和方药。

三、寒邪

歌曰：

寒邪凝结，

不通则痛，

得温减轻，

遇寒加重。

寒和热，都是一种感觉，人们虽能感觉到，但看不见。

具体到人体呢？正如《素问》所说："出入废则神机化灭，升降息则气立孤危。故非出入，则无以生长壮老已；非升降，则无以生长化收藏。"

人体就是大自然，生命存在的标志是升降、出入。否则，生命也就结束了。

人体中有大江大河吗？当然有，就是经络。

气血在经络中运行，当正气下降的时候，寒邪就会侵入人体，会使气血发生变化。

按阴阳来分，热邪为阳，寒邪自然属阴。到了冬天，寒邪凝结，河流阻滞，水流自然会变慢。同样的道理，寒气清冷，寒邪侵犯人体后，当然易损伤人体的阳气，也会使气血津液运行迟缓、凝结阻滞不通。而由于气血、津液的特点是"得温则行，得寒则凝"，而"不通则痛"，所以，寒邪侵犯人体后，可使机体出现各种疼痛的症状。

寒邪所致疼痛的特点是遇寒加重，得温减轻。

“寒”的另一个特点是收引（收指收缩；引指牵引）。

寒邪侵犯人体后，可使机体的气机收敛，腠理闭塞，经络筋脉收缩而挛急。临床有两种表现形式：

一是寒邪侵犯肌表，可致腠理闭塞、汗孔闭合，出现发热恶寒、无汗等症状。

二是寒邪侵犯经络，引起筋脉收缩挛急、气血不通，见关节挛急疼痛、屈伸不利等症状。

就中医男科来说，寒邪侵犯人体后，临床常见的证候有：形寒肢冷，面色苍白，小便频数清长，少腹、阴囊冷痛，舌淡苔白，脉迟。

就像《素问·举痛论》所说：“寒气客于脉中，则血泣脉急，故胁肋与少腹相引痛矣。”

寒邪有外寒、内寒之分，临床表现有异。

外寒以经脉气血凝滞不畅为主，如寒凝肝脉，发为少腹冷痛、睾丸坠胀、阴囊冷痛、阳缩等。

内寒以阳气虚微、脏腑虚寒表现为著，可见阳痿、阳缩、精液清冷等。

第二节 内因：生活所伤

一、饮食不节

歌曰：
人生在世，
吃喝二字。
饮食过量，
损伤脾胃。

每次接待男科患者的时候，经常被问及的是：我在日常生活中，应该如何选择饮食？

大家只要记住的是，所有的食物和药物一样，也有四气：寒、热、温、凉；也有五味：酸、苦、甘、辛、咸。

作为正常的人，正常的饭食肯定是生活的必需，也是我们继续学习和工作的动力。

正常情况下，人类只要活着，就要不断地吃饭，并通过脾胃的运化，转化成人体能利用的能量，维持生命的存在。

我们每天要吃多少饭呢？吃多少饭以能量的消耗为标准。

俗话说："若要身体安，三分饥和寒。"又有俗话说："若要养生，肠胃常清。"

可见，每顿饭吃个七成饱，对身体是极好的。

但是，如果吃得太多呢？《素问》说："饮食自倍，肠胃乃伤。"

如果吃得太多，或者脾胃运化的能力下降，摄入的能量，比如嗜酒、嗜烟、喜食辛辣等，超过了机体的耐受量，会变成什么呢？

郁而化热，到了下焦，与湿结合，湿热侵入精室，会导致的常见疾病如遗精、早泄、阳强等。

同样，如果过食寒凉生冷，损伤脾肾阳气，也会导致命门火衰，可能见到的疾病如阳痿、精冷等。

二、劳逸失度

歌曰：
劳累过度，
大家不喜。
人生目标，
舒适安逸。

适度的劳动和体育锻炼有助于气血流通，增强体质，使人不易患病。必要的休息可以消除疲劳，恢复体力和脑力。

换句话说，劳逸结合对我们的身体健康是有好处的。

劳逸，是指劳苦与安逸，通俗一点说，就是指劳动和休息。《左传·哀公元年》："勤恤其民，而与之劳逸。"

劳累，是指因劳作而疲倦。医学研究发现，人体在活动过度时，体内的葡萄糖、脂肪等营养物质便不能被充分氧化为二氧化碳和水，而是生成大量的乳酸、氨、尿素、二氧化碳等，血液将其运送到人体各个部分，人体就产生了诸如腰酸背痛等疲劳表现。

中医对劳累产生的后果早有论述，《素问》说："久视伤血，久卧伤气，久坐伤肉，久立伤骨，久行伤筋。"

就中医男科来说，过于劳累，损伤筋脉，可导致阳痿、筋疝等。如果思虑太过，劳伤心神，亦可发病。《灵枢》说："怵惕思虑则伤神，神伤则恐惧流淫而不止"。意思是，心神失养，久则肾气不固，所以出现遗精、滑精等。

适度的房事有益身心，还能繁衍后代。但是，房劳过度也会肾精耗伤、肾气亏损，而见阳痿、精癃、不育、阴痛等症。

安逸的同义词有安闲、舒适、闲适、悠闲，是指一个人的生活环境或者精神上的舒适与享受。安逸是一种对生活、对事物，做事有条不紊、内心不催促的长期满足感。

《庄子·至乐》："所苦者，身不得安逸，口不得厚味，形不得美服，目不得好色，耳不得音声。"

但是，物极必反，过度安逸，简称"过逸"，指不参加适当的体力劳动和体育锻炼，以及脑力上的松懈。过逸致病主要是导致气机不畅，使脾胃功能呆滞，心肺气血运行不畅，可见食少、胸闷腹胀、精神不振、肌肉松软、形体虚胖等。日久亦可形成气滞血瘀、水湿痰饮内停等病变。

其次，过度安逸，阳气失于振奋，会使脏腑组织功能减退，久则体质虚弱，正气不足，抵抗力下降，临床常见动则心悸，气喘汗出，工作能力下降，而且易于继发其他病证。

另外，过度安逸还会使人精神懒散、意志消沉，产生失意和寂寞感，易致七情内伤之病。

三、自慰

歌曰：
自慰这点事儿，
根本不是事儿，
如果当成事儿，
必定会出事儿。

自慰（简称 ZW），是专业术语，通俗的名称是手淫（简称 SY）。

自慰作为性释放途径的一种，是指对自己的生殖器官进行性刺激以获得性唤起或其他性快感的行为。

ZW 没有性别之分，各个年龄段的男女都可以有自慰行为，其成因不尽相同。无论男女，到了青春期后身体会产生性冲动和性欲，是人类成熟和繁衍后代的基本要求，是正常的生理现象。无论是成年男性还是女性，都有可能不经意地刺激生殖器官并达到高潮，从而养成自慰的习惯。

就男性来说，ZW 是人体在性冲动时自我发泄性欲的一种行为。适度的 ZW，有利于性压力的宣泄，缓解机体的性紧张，且能促使包皮向上翻开，促进龟头和阴茎的发育，有利于性发育和性心理的成熟。

总之，适度的 ZW，反而有益身心健康，所以，大部分情况下，与其说对身体有负面影响，不如说对心理的负面影响更大。

中医认为，若过度 ZW，可损伤宗筋，冲任受损，而见阳痿、早泄、血精、阴痛等。

如何预防 ZW 的负面影响呢？

对于存在 ZW 行为者，不宜指责，更不能采用夸大、恐吓的办法，否则会加重他们的思想负担。同时，对于这种现象，要科学对待，以预防为主，尤其是处于性发育期的青少年，因其心理状态不稳定，应该以心理疏导及性教育为主，避免早恋及对性的痴迷，培养广泛的爱好和兴趣，减少不良的性刺激来控制 ZW 意念，使注意力转向健康的日常生活和社会活动中。

注意生活调节，避免穿着紧身衣裤，按时睡眠，晚餐不宜过饱，睡眠时被褥不要过暖过重，睡眠不宜仰卧和俯卧，晚餐避免刺激性饮食（例如烟、酒、咖啡、辛辣食物等）。

养成良好的卫生习惯，经常清洗并保持外阴清洁，去除包皮内积垢，从而减少不良刺激。

四、性事不洁

歌曰：
洁身自好品德高，
不洁性事不得了，
房事行为可传病，
男女双方都不好。

所谓不洁的性事，包含两个方面：

一方面是个人的日常卫生习惯不良。现在生活水平普遍提高了，经常洗澡，注意生殖器官的卫生。

当然，有时并不是卫生不良，而是男性个人的解剖异常，比如包茎、包皮过长。除了容易引起包皮龟头炎外，如果逆行感染，还可能导致尿道炎、前列腺炎。同时，如果卫生状况不好，包皮垢进入了女方体内的话，还是女方患宫颈癌的重要致病因素。

另一方面，如果男方品行不端，寻花问柳，既可以自己被传染，也可以传染给女方性传播疾病，如艾滋病、梅毒、淋病等，并可通过尿道逆行感染，引起生殖系统多种疾病。

小贴士：

艾滋病：即获得性免疫缺陷综合征（acquired immune deficiency syndrome，AIDS），是人类因为感染人类免疫缺陷病毒（human immunodeficiency virus，HIV）后导致免疫缺陷，并发一系列机会性感染及肿瘤，严重者可导致死亡的综合征。

花柳病：古代人认为这种病是由于患者不洁身自爱、寻花问柳得来的疾病，也就是说，花柳病是一种跟嫖妓以及性乱交有很大关系的疾病，为性传播疾病，有时也特指梅毒。

淋病：包含在中医“淋证”之内，是指以小便频急，滴沥不尽，尿道涩痛，小腹拘急，痛引腰腹为主要临床表现的一类病证。西医所谓的淋病（gonorrhea），是由淋病奈瑟菌（简称淋菌）引起的，以泌尿生殖系统化脓性感染为主要表现的性传播疾病。

如果真的得了这些疾病，无论男女，均建议到正规医院系统治疗，一方面可以尽快治愈；另一方面，也可以避免误诊，防止过度医疗。否则，很容易落个病没治好，钱没少花，压力巨大，缠绵难愈的结局。

五、七情内伤

歌曰：
喜怒哀乐，
人皆有之，
情绪波动，
不必惊奇。

喜怒哀乐，乃人之常情。《中庸》：“喜怒哀乐之未发，谓之中。发而皆中节，谓之和。”意思是喜怒哀乐没有表现出来的时候，叫作“中”；表现出来以后符合节度，叫作“和”。

中医将常见的情志变化概括为喜、怒、忧、思、悲、恐、惊，共有七种，故称为七情。七情分属五脏，以喜、怒、思、悲、恐为代表，称为“五志”。

小贴士：

喜：《说文》：“喜，乐也。”会意字。甲骨文上面是“鼓”本字，下面是“口”。“鼓”表示欢乐，“口”是发出欢声。本义：快乐，高兴。

怒：《说文》：“怒，恚也。”形声字。从心，奴声。本义：发怒，明显地表形于外的生气。

忧（憂）：《说文》：“忧，愁也。”会意字。“忧（憂）”是形声字。本义：担忧；发愁。

思：《说文》：“思，容也。”会意兼形声字。从心，从囟（xìn），囟亦声。囟，脑子。古人认为心脑合作产生思想。本义：思考，想；考虑。

悲：《说文》“悲，痛也。”形声字。从心，非声。本义：哀伤；痛心。

恐：《说文》：“恐，惧也。”形声字。从心，巩声。本义：严重害怕，惊恐。

惊（驚）：《说文》：“驚，马骇也。”形声字。从马，敬声。本义：马受惊。

这七种情志，是人体对外界事物不同反应的精神活动状态。正常的情志变化，可以抒发人的情感，调畅气机，有益于身心健康；但突然剧烈或持久的情志刺激，可使气机逆乱，脏腑气血失调，发生疾病，这时，七情又成了致病因素，故称为七情内伤。

七情的致病特点：

（1）影响气机：不同情志变化，对人体气机活动的影响是不相同的，所以导致的症状亦各异。《素问》对此做了总结：“百病生于气也，怒则气上，喜则气缓，悲则气消，恐则气下，寒则气收，炅则气泄，惊则气乱，劳则气耗，思则气结。”

（2）损伤五脏：不同的情志变化，对内脏有不同影响，如《素问》中说：“喜伤心，忧伤肺，怒伤肝，思伤脾，恐伤肾。”但一般来说，情志伤脏，常以心、肝、脾三脏的症状多见。

（3）加重病情：情志波动可致病情改变，情志活动的异常，既能直接伤及内脏，影响脏腑气机，而导致疾病的发生，也会对已患的疾病有所影响，或使病情加重，加速恶化，甚至导致死亡。

当七情变化不能得到及时疏导的话，就会出现很多男性特有的疾病。

首先，对于男性，常见的七情致病因素有惊恐、悲忧、郁怒。

具体来说，忧思可以伤脾，脾虚气血运化不足，血不生精，可导致精少、不射精等。

突受惊恐，可以伤肾，导致阳痿、早泄、遗精、滑精等。

郁怒伤肝，肝气郁结，可以导致男子乳疬、乳癖、阳痿等。肝郁化火可致精浊、遗精等。

六、素体亏虚

歌曰：

人类分男女，

男人长胡须，

男性体征无，

先天素体虚。

《灵枢》说："今妇人之生，有余于气，不足于血，以其数脱血也。冲任之脉，不荣口唇，故须不生焉。"

也就是说，男女生理特点不同，男性以精为主，女子以血为本。由于女性数（屡次）脱血（月经），导致血液相对不足，不能上荣于面，所以不长胡子。

也就是说，男性的生理特点是长胡须。这就是先天禀赋。

如果先天禀赋不足，可导致男性性征缺如，即"天宦"，可见男子胡须不生、阴茎短小、无睾症等。

《灵枢》说："黄帝曰：其有天宦者，未尝被伤，不脱于血，然其须不生，其故何也？岐伯曰：此天之所不足也，其任冲不盛，宗筋不成，有气无血，唇口不荣，故须不生。"

另外，后天的因素也可能引起"天宦"，《灵枢》说："宦者去其宗筋，伤其冲脉，血泻不复，皮肤内结，唇口不荣，故须不生。"

有些人因患某种疾病，或服用某些药物，亦可发生类似天宦的表现，如幼年时患痄腮（腮腺炎）并发子瘟（睾丸炎），成年后也常患不育症。

总之，先天素体亏虚，男性易形成"天宦"。

第三节 不内外因：跌仆损伤

歌曰：
跌仆损伤，
不内外因，
活血化瘀，
辨证求因。

从中医的病因学说来说，中医把病因分为：内因、外因、不内外因。

“三因”的说法出自《三因极一病证方论》，原文说：

“六淫，天之常气，冒之则先从经络流入，内合于脏腑，为外所因；七情，人之常性，动之则先自脏腑郁发，外形于形体，为内所因；其如饮食饥饱，叫呼伤气，尽神度量，疲极筋力，阴阳违逆，及至虎狼毒虫，金疮踒折，疰忤附着，畏压缢溺，有背常理，为不内外因。”

所谓不内外因，在传统中医基础理论中是指饮食所伤、劳倦过度、外伤、虫兽所伤及溺水等多种致病因素。

在中医男科中，所谓的不内外因，主要是指跌仆损伤等外伤因素。

跌仆：亦作“跌扑”，失足而摔倒。跌倒；摔跟头。《素问 · 经脉别论》：“度水跌仆，喘出于肾与骨。”王冰注：“跌，谓足跌；仆，谓身倒也。”

损伤：损坏；伤害。《说文》：“损，减也。”“伤，创也。”是指人体受到外界各种创伤因素作用所引起的皮肉、筋骨、脏腑等组织结构的破坏，及其所带来的局部和全身反应。

在中医男科临床上，跌打损伤、枪弹、金刃伤等直接损伤腰腹或生殖器官，可以导致精癃、尿失禁、血淋等。

另外，手术损伤也可导致男性阴肿、血疝、阳痿等。

《灵枢》说：“有所堕坠，恶血留内。”所以，外伤引起的疾病，主要是应用活血药，再与辨证论治相结合，配合相应的中医治疗。

第四章
中医男科疾病病机

第一节 脏腑失常

中医的病机是指疾病发生、发展与变化的机理。当病邪作用于人体后，机体的正气必然奋起抗邪而形成正邪相争的局面。如果正气充足，足以将病邪祛除，则机体恢复健康。但是，如果病邪较重，不能祛除，或者病邪虽然不重，正气不足，以上两种情况均可破坏人体阴阳的平衡，或使脏腑、经络的功能失调，或使气血功能紊乱，从而产生全身或局部的多种多样的病机变化。

病机的变化，可以是肉眼可见的，也可以是肉眼不可见的。中医大夫的水平，就是通过病人的表现，或者症状，或者体征，认真推理，找出病人的病机变化，逆转其病机，达到患者康复的目的。

就中医男科来说，与男科解剖最相关的脏腑是肝和肾。

由于男科的诊疗部位在男性前阴部，所以与男科解剖最相关的经络是肝经。

因此，中医男科疾病的病机，主要表现在肝、肾等脏腑的功能失调；经络病变则多以肝经为主。

就中医男科的脏腑失调来说，最常见的是：肾虚，肝郁，脾虚。

歌曰：
五脏六腑，
功能失常，
临床表现，
多种多样。

一、关于西医肾

肾脏位于脊柱两侧，紧贴腹后壁，居腹膜后方。临床上，常将竖脊肌外侧缘与第 12 肋之间的部位称为肾区（肋腰点）。当肾有病变时，触压或叩击该区，常有压痛或震痛。

肾脏是人体的重要器官，它的基本功能是生成尿液，借以清除体内代谢产物及某些废物、毒物，同时经重吸收功能保留水分及其他有用物质，以调节水、电解质平衡及维持酸碱平衡。肾脏同时还有内分泌功能，又是机体部分内分泌激素的降解场所和肾外激素的靶器官。肾脏的这些功能，保证了机体内环境的稳定，使新陈代谢得以正常进行。

主要通过检测空腹血清中的尿素氮和肌酐来确定肾功能，如果这些物质浓度升高，则是肾功能下降的标志。

肾脏的病变很多，涉及西医的肾内科和泌尿外科，其相关表现有水肿、高血压、尿量异常、尿蛋白、血尿、贫血等。

二、关于中医肾

中医认为，肾位于腰部，脊柱之两侧，左右各一。中医肾有内肾、外肾之分，如果不特别指出，通常是指内肾。

内肾简称肾，与西医的肾脏功能类似，也是与水液代谢有关，正如《说文》说："肾，水藏也。"所以，如果出现了与水液代谢有关的疾病，比如水肿之类，中医就会从肾论治，往往会取得较好的效果。

中医的外肾，相当于西医的睾丸，正如《素问》说："肾者，主蛰，封藏之本，精之处也。其华在发，其充在骨。"

也就是说肾的另一个功能，实际上是指外肾的功能，主藏精，与生殖有关，当出现与生殖有关的疾病时，比如男性不育症，自然从肾（外肾）论治，方为中的。

又因肾（外肾）藏精，所以，人体的生长、发育，也要从肾论治。

综上所述，中医认为，肾主水，以阳开阴合，来维持人体水液平衡。

肾主骨生髓，其华在发，肾气充沛则骨坚齿固、脑充发荣。

肾主纳气，气根于肾而归于肺，故肾气之摄纳，有助于肺气之肃降。

肾水上济于心，心火下降于肾，心肾相交，水火既济，则阴阳平衡。

肾为先天之本，肾阳的温煦，能助脾之健运。

肾又属水，而肝属木，肾水充足则肝木得养。

肾脉络膀胱，与膀胱相表里，肾气之蒸腾，可助膀胱之气化，而利水液之代谢。

三、关于肾虚

肾中精气，内寓真阴真阳，为"先天之本"，主水和藏精。对中医男科来说，主要关注的是中医肾脏的藏精功能。

对男性来说，随着年龄的增长，肾气会不断充盛，到了16岁时，天癸产生，促进肾精产生，流向精室，贮存起来，以遗精为标志，就是“肾实”的状态。

所以，肾实，是肾精充盛的状态。

一旦精气溢泻，肾精终生处于不断亏虚的状态，只要使其慢慢流失，或者进行合理的补充，就能损耗得慢一些。

如果出现以下情况，如先天不足，或早婚多育，过度房劳，或久病耗损，后天失养，损伤精气等，就会产生病态的肾虚。

肾虚后，会出现什么情况呢？

青年时，肾虚则天癸不至，阻碍性发育成熟；壮年时，则可致滑泄、阳痿等。

肾虚失于固摄，肾气不固，肾失封藏，可致遗精、滑泄等。

久病伤阴，肾阴亏虚，虚火内生，可致阳痿、梦遗、精液黏稠等。火扰精室可见精浊、早泄、遗精、不育等。虚火灼络可致血淋、血精等。阴虚火旺也可出现阳强。肾阳不足，命门火衰，温煦不足，可致男子阴冷、寒疝等；作强不能则阳痿；水湿不化可致精癃、水疝等。

四、关于西医肝

人的肝脏，大部分位于右季肋部及上腹部，小部分位于左季肋区。

肝脏是人体中最大的腺体，也是最大的实质性脏器。

肝脏有一定的活动度，可随体位的改变和呼吸而上下移动。

肝下界一般不超过肋弓，正常情况下在肋缘下摸不到，有时在剑突下可触及，但一般不超过3cm，而小儿多可在肋缘下触及。

肝的正常生理功能有解毒功能、代谢功能、分泌胆汁、造血、储血和调节循环血量的功能、免疫防御功能、肝脏再生功能等。

西医的肝病是指发生在肝脏的病变，包括病毒性肝炎、肝硬化、脂肪肝、肝癌、肝脓肿、酒精性肝炎等多种疾病。肝病较为常见且危害性较大，应以积极预防为主。

常出现的肝病症状有肝掌、蜘蛛痣、乏力、恶心、厌油腻等。

在肝病的治疗中，中医中药有独特的优势。同时，不管中医还是西医，在治疗中一定要监控肝功能，尽量避免损伤肝功能。

五、关于中医肝

中医认为，肝是五脏之一，《说文》说："肝，木脏也。"

《释名》进一步解释道："肝，榦也。于五行属木，故其体状有枝干。"

也就是说，肝在五行属木，为阴中之阳，通于春气；在体合筋，开窍于目，其华在爪，在液为泪；肝藏魂，在志为怒；其经脉为足厥阴肝经，与足少阳胆经相互络属，互为表里。

总结下来，肝的生理功能有：

第一，主疏泄。与男科有关的是调理生殖。

因为，足厥阴肝经绕阴器，经少腹联络冲任二脉。肝在体合筋，前阴为众多筋脉汇聚之处。正如朱丹溪《格致余论》所说："主闭藏者肾也，司疏泄者肝也。"

第二，主藏血。是指肝具有贮藏一定数量血液的作用。

《素问》云："肝藏血。"唐·王冰注说："肝藏血，心行之，人动则血运于诸经，人静则血归于肝脏。何者？肝主血海故也。"

通过以上的分析，中医和西医的肝功能，仅有很少的重合部分，那就是肝藏血的功能。

与肝相关的病机，主要有肝气的疏泄功能太过、不及或障碍，肝血濡养功能减退，以及肝脏阴阳制约关系失调等方面。

故肝脏阴阳、气血失调的病机特点是：肝阳、肝气常为有余，肝阴、肝血常为不足。

在中医临床上，常见的病机有肝气郁结、肝气横逆、肝火上炎、肝血虚亏、肝阳上亢、肝风内动等。

六、关于肝郁

从经络循行的角度及男科前阴的脏腑属性来看，最起码以下部位的疾病，首先想到的脏腑是肝。

这些部位是：阴茎、阴囊、子系（精索）。

在临床上，遇到以上部位的疾病时，应该从肝论治，方能一箭中的。

比如，当在临床上遇到阴茎的常见疾病-阳痿（勃起功能障碍）时，很多人是否先想到的是肾虚？

其实，不准确、不全面，那应该从哪里论治？

对，从肝！《杂病源流犀烛》说："又有失志之人，抑郁伤肝，肝木不能疏达，亦致阴痿不起。"

对，从肝郁论治。

为何从肝郁下手？因为肝的主要功能是疏泄。《明医杂著》按语中谓："阴茎属肝之经络。盖肝者木也，如木得湛露则森立，遇酷热则萎悴。"

肝郁，是肝气郁结的简称，是肝的主要病机变化。

肝郁有哪些表现？

主要有两胁胀满或窜痛，胸闷不舒，且胁痛常随情绪变化而增减。

如果因为种种原因，形成了肝郁的状态，又会引起哪些男科疾病呢？

若情志抑郁，肝失疏泄，致气机不畅，精窍郁滞，可见不射精、不育、阳痿等。

精血同源，肝血不足可致肾精不足，肾精（阴）亏虚亦可致肝血（阴）不足。若久病伤肾，情欲无度，年高肾虚；或肝郁日久，阴血不足，均可致肝肾不足，而见遗精、血精、精液稀少等。

足厥阴肝经，循股阴入毛中，过阴器，抵少腹。湿热之邪侵犯肝经；或肥甘厚味，酗酒太过，湿热内生下注肝经，可见阴疮、子痈、精癃、精浊、血精、尿血等。

素体阳虚，阴寒内生，或寒邪滞于肝脉，可见少腹痛牵睾丸，阴囊冷缩，睾丸坠胀，阳痿，不育，阴茎短小，子痰、疝气等。

可见，肝郁会引起许多男科疾病。将来在学习各种疾病的治疗时，疏肝法是一名合格的男科医生必须掌握的重要治法，对于提高临床疗效，减轻患者的身心负担具有重要的临床意义。

七、关于西医脾

脾是人的内脏之一，在胃的左后侧，是重要的贮藏血液的器官和最大的淋巴器官。

脾位于左季肋区胃底与膈之间，恰与第 9～11 肋相对，其长轴与第 10 肋一致。正常情况下，左肋弓下缘不能触及。

脾呈扁椭圆形，暗红色，质软而脆，当局部受暴力打击时易破裂出血。

脾的生理功能：

第一，储血。

脾脏是人体的"血库"，当人体休息、安静时，它贮存血液，当处于运动、失血、缺氧等应激状态时，它又将血液排到血液循环中，以增加血容量。

第二，滤血。

脾脏犹如一台“过滤器”，当血液中出现病菌、抗原、异物、原虫时，脾脏中的巨噬细胞、淋巴细胞就会将其“吃掉”。脾是血液循环中重要的过滤器，能清除血液中的异物、病菌以及衰老死亡的细胞，特别是红细胞和血小板。因此，脾功能亢进时，可能会引起红细胞及血小板的减少。

第三，免疫。

脾脏还可以制造免疫球蛋白、补体等免疫物质，发挥免疫作用。

第四，造血。

脾脏还有产生淋巴细胞的功能。

西医脾病的表现与其生理功能相关，主要的症状有：左上腹疼痛，多为钝痛、隐痛或胀痛，疼痛可以向左肩背部放射，还可以伴有发热、恶心、呕吐、腹胀等消化道症状。

脾功能亢进引起白细胞下降、红细胞下降、血小板降低时，还会出现免疫力低下、贫血和出血等症状。

八、关于中医脾

中医认为，脾是五脏之一，《说文》说：“脾，土脏也。”也就是说，脾的五行属性是土。

脾的生理功能主要有主运化、升清，主统血。

第一，主运化、升清。

脾主管饮食的消化、吸收和运输，包括运化水谷和运化水湿两方面。食物经脾消化、吸收后转化为水谷精微，脾将水谷精微上输于肺、散布于全身，以营养五脏六腑。

若脾失健运，则消化、吸收和转输营养物质的功能失常，引起食少、纳呆、腹胀、消瘦等症状。

脾运化水谷以升清为主，即所谓“脾主升清”。脾的升清，还能维持人体内脏相对恒定于一定位置，而不下垂。

若脾气不升，不但影响水谷精微的输布，使气血生化无源，出现头晕、神疲乏力、泄泻等，严重者还可致脱肛、内脏下垂等。

水液的吸收和输布也是脾主运化的一个方面。脾将水谷精微中多余的水分，转输于肺、肾，经过肺、肾的气化作用，化为汗和尿排出体外。

脾运化水液功能减弱，会导致水液在体内停滞，形成痰饮、水肿。

脾是食物消化的主要脏腑，而口是食物进入的门户，故有“脾开窍于口”的说法。

临床上，脾病常可以出现味觉的异常，如脾虚则口淡无味，脾有湿热则口中有甜味等。

第二，主统血。

脾有统摄血液在脉管中运行而不溢于脉外的功能。脾统血的作用是通过气摄血来实现的。

若脾失健运，气虚不能摄血，则出现皮下出血、便血、尿血、崩漏等。

九、关于脾虚

脾的主要病机是脾虚。

若素体虚弱，劳倦太过，或饮食不节，脾失健运，水湿内停，阻滞精窍，可见精浊、精少或不射精等。

若痰湿凝聚精室，结而成块，可见子痈、子痰、阴茎痰核等。

气虚下陷，清浊不分，可致尿浊、精浊等。

若久病耗气伤阳，或久泻久痢，或水邪久居，致肾阳虚衰，不能温养脾阳，或脾阳久虚，不能充养肾阳，终致脾肾阳虚，一则水液失运，二则下元不固，可致精浊、精癃等。

饮食不节，脾气受损，化源不足，致心血不足；或思虑劳心过度，或慢性失血，可致心血不足，脾气受损，终致心脾两虚，可见梦遗、滑精等。

情志不畅，忧思郁怒，过食肥甘或生冷，肝郁脾虚，运化无权，痰湿内生，郁阻经络，可致乳房结块、阴茎硬结、阳痿、早泄、精少不育等。

总之，脾虚以后，可以出现男科以虚损为特点的疾病。

十、关于西医心

人类的心脏位于胸腔中部偏左下方，体积约相当于一个拳头大小，重量约 250 克。

心脏的作用是推动血液流动，向器官、组织提供充足的血流量，以供应氧和各种营养物质，并带走代谢产物（如二氧化碳、无机盐、尿素和尿酸等），使细胞维持正常的代谢和功能。

与心脏有关的症状有胸痛、呼吸困难、水肿等。

心脏常见的疾病有风湿性心脏病、先天性心脏病、高血压性心脏病、冠心病、心肌炎等。

十一、关于中医心

心为神之居、血之主、脉之宗，在五行属火，起着主宰生命活动的作用，故《素问》称之为“君主之官”。

心的生理功能主要有两方面：一是主血脉，二是主神志。心开窍于舌，其华在面，在志为喜，在液为汗。

手少阴心经与手太阳小肠经，在心与小肠之间相互络属，故心与小肠相为表里。

由于心与小肠的表里关系，且尿道的脏腑属性是小肠，所以，当尿道有“火”的时候，通过清泄心火治疗，疗效确切。

与中医心脏有关的疾病：

一是心脏本身疾病，如心悸、胸痛、真心痛等；

另一个为心神（脑部）疾病，如失眠多梦、癫狂、痴呆、中风等。

十二、关于心火

根据中医的五行理论，心居上焦，肾居下焦。心属火，肾属水，心中之阳下降至肾，能温养肾阳；肾中之阴上升至心，则能涵养心阴。

正常情况下，心与肾相互协调、相互制约、彼此交通，保持动态平衡。心火必须下降到肾，使肾水不寒，肾水必须上济于心，使心火不亢，水火互相制约，不偏不倚，这种生理状态称为心肾相交，或者叫水火相济。

对于中医男科来说，与心火最相关的病机是心肾不交。

久病伤阴、房事不节、思虑太过、情志郁而化火，或外感热病、心火独亢等，都可导致心肾不交。

也就是说，若肾水不足，心火失济，则心火偏亢，或心火独炽，下汲肾水，则肾阴暗耗，以致肾水亏于下，心火亢于上，而心肾不交。

其表现是：心火偏亢，则心烦不寐，心悸不安，健忘；肾水不足，髓海空虚，则眩晕，耳鸣，腰膝酸软；阴虚生内热，则五心烦热，咽干口燥，舌红，脉细数；虚火内扰精室，则遗精，阳痿等。

第二节 气血失调

歌曰：
气为血帅，
血为气母，
血气不和，
百病丛生。

一、关于气

由于只能对“气”有所感受，看不见、摸不着，这种特性也就成了“气一元论”的理论基础。古人认为，气是构成世界最基本的物质，宇宙间的一切事物都是气的运动与变化的结果。

中医则认为，气是构成人体和维持生命活动的最基本物质，对于人体具有多种十分重要的生理功能。

《医权初编》说：“人之生死，全赖乎气。气聚则生，气壮则康，气衰则弱，气散则死。”

气的生理功能有推动、温煦、防御、固摄、营养、气化等。

气的分类有元气、宗气、营气、卫气。

凡疾病之表里虚实、顺逆缓急，无不由气所致，正如《素问》云：“百病生于气也”。

《景岳全书》概括道：“凡病之为虚为实，为寒为热，至其病变，莫可名状，欲求其本，则止一气字足以尽之。盖气有不调之处，即病本所在之处也。”

因此，一切疾病的发生发展，都与气的生成和运行失常有关。

所以，在中医学的体系中，在辨证和治疗时，不能忘记“气”。

二、关于血

血，是指人或动物体内循环系统的不透明液体，大多为红色，主要成分为“血浆”、“血细胞”。

中医认为，血，即血液，是循行于脉管内而富有营养的红色液态物质，是构成人体和维持人体生命活动的基本物质之一。血液必须在脉管中正常运行才能发挥其生理作用。

血的功能可以简单地概括为两个方面：一是营养（因含有营气），二是滋润（因含有津液）。

如果血行不畅，或血溢脉外，而成为“离经之血”，则不仅丧失其生理功能，而且可以成为致病因素，导致疾病的发生。

凡是由于人体脏腑阴阳失调，而致血液不循经脉运行，上溢于口鼻诸窍，或下泄于前后二阴，或渗出于肌肤，所形成的一类出血性疾病，统称血证。

在古代医籍中称其为血病或失血，主要包括鼻衄、齿衄、咯血、吐血、尿血、便血、紫癜等。

三、关于气和血

“气为血之帅，血为气之母”精确地揭示了气和血的关系。换句话说，人体的气和血共行于全身，是脏腑、经络等正常生理活动的物质基础。

具体来说，首先要知道，气与血都是构成人体的基本物质，皆化源于水谷精微和肾中的精气，在生成、运行和发挥作用方面，都有赖于肺、心、脾、肾、肝等的功能活动。

其次，气与血是“密不可分”的，两者的关系犹如功能与物质，既相互对立又相互依存，共同维持人体生理活动。

所以，《难经》说：“气主煦之，血主濡之。”并进一步解释道：“人之一身，皆气血之所循行，气非血不和，血非气不运。”

气与血的关系是：

气能生血，指气的运动变化是血液生成的动力。

气能行血，指气的推动作用是血液循行的动力。

气能摄血，即气对血的统摄作用。

血与气的关系是：

血能载气，指气的生成和运行始终离不开血。

综上所述，气与血的生理关系是：一阴一阳，互相维系，气为血之帅，血为气之守。《不居集》总结说：“一身气血，不能相离，气中有血，血中有气，气血相依，循环不已。”

气与血的病理关系是：若血气不和，则百病丛生。

在中医男科的临床实践中，往往气血并治，即源于气血之间不可分离的关系。

四、关于精

《论语》说：“食不厌精。”这个“精”字，就是其本来的意义——上好的白米。

《说文》说：“精，择也。”意思是：精，就是挑选过的好米，上等细米。

在中医体系中，从精华、精微之意的角度出发，人体之内的血、津液、髓，以及水谷精微等一切精微物质，均属于精的广义范畴。

但从具体物质的生成与功能而言，精与血、津液、髓的概念是有区别的。

一般说来，精这一概念范畴，仅限于先天之精、水谷之精、生殖之精及脏腑之精，并不包含血、津液及髓。

就中医男科来说，精有两个含义：

第一是指生殖之精，包括男性之精及女性之卵。正如《灵枢》所说：“故生之来谓之精，两精相搏谓之神。”

第二是指构成人体和维持生命活动的基本物质。正如《灵枢》所说：“两神相搏，合而成形，常先身生，是谓精。”《素问》也说：“夫精者，身之本也。”

从中医男科来看，精的生理功能是繁衍生命，是指由先天之精在后天之精滋养下生成的生殖之精，具有繁衍生命的作用。

先天之精与后天之精相辅相成，使肾精逐渐充实，化生的肾气也逐渐充盛。充盛的肾气促进和维持了人体的生长发育，使形体发育成熟，到一定年龄能产生“天癸”，使人体具备生殖机能，有利于繁衍后代。在生殖过程中，父母将生命物质通过生殖之精传给后代。

因此，肾精不仅产生生殖之精这种物质，而且化生肾气以促进生殖。

因此，精是生命的本源。正如《素问》总结说男子：“二八，肾气盛，天癸至，精气溢泻，阴阳和，故能有子。”

五、关于精和气

精，包括先天之精和后天之精，可以说是有形的。气有元气、宗气、营卫之气之分，但根本还是元气。元气，应是精在外的表现。

《管子》说："精也者，气之精者也。"说出了精和气的关系。

气对精来说，精依气生，气化为精。精之生成源于气，精之生理功能赖于气之推动和激发。如肾精之秘藏，赖元气固护于外。气聚则精盈，气弱则精走。元气亏损，肾失封藏，每见失精之害。

"精乃气之子"，精之与气，本自互生，精气充足，则神自旺。

《类经》说："精化为气，元气由精而化也。"

精藏于肾，肾精充盛，盛乃能泻，不断地供给五脏六腑，以促进脏腑的生理活动。五脏六腑的功能正常，则元气方能化生不已。

精盈则气盛，精少则气衰。故元精失则元气不生、元阳不充。

所以失精者每见少气不足以息，动辄气喘，肢倦神疲，懒于语言等气虚之证。

精可化气，气可化精，精气互化。当涉及与精相关的治疗时，要想到与气同治，方得速效。这也是补精的同时还要想到补气的理论基础。

六、关于精和血

中医认为，精与血皆属于液态物质，都来源于饮食水谷。

精与血的相互关系是：精能化血，血能生精，精血互生，故有"精血同源"之说。

从血对精的作用来说，血液流入肾中，与肾精化合，成为肾所藏之精。《赤水玄珠》说："夫血者，水谷之精气也，和调于五脏，洒陈于六腑，男子化而为精，女子上为乳汁，下为经水。"又如《读医随笔》说："精者，血之精微所成。"

由于血能生精，血旺则精充，血亏则精衰。所以，在血虚的时候临床上常见到肾精亏损之征。

从精对血的作用来说，肾藏精，精生髓，髓养骨。《素问》说："骨髓坚固，气血皆从。"

可见，精是化生血液的重要物质基础。精足则血足，所以肾精亏损可导致血虚。以补肾为主治疗血虚，就是以"精可化血"为理论依据的。

正如《景岳全书》说："血即精之属也，但精藏于肾，所蕴不多，而血富于冲，所至皆是。"

总之，对男性来说，以精为本，以血为用，故气血失调可影响精液的形成。

七、关于气虚

气虚是指由于元气不足而引起的一系列病理变化及证候。具体来说，是指元气亏耗、功能不足、机体抗病能力下降的一种病理状态。

引起气虚的原因主要有先天禀赋不足或后天长期营养不良、长期过劳、久病重病等，最终导致脏腑虚损。

不同的脏腑有不同的气虚表现，其共同的表现有身体虚弱、面色苍白、呼吸短促、四肢乏力、头晕、动则汗出、语声低微等。

就中医男科来说，气虚的主要表现有尿频、早泄、遗精、滑精、白浊、性功能下降等。

八、关于气血两虚

气在表，则护卫皮毛，充实腠理，使人有抗邪能力；气在内，则导引血脉，升降阴阳，周流一身。

与气有关的病机是：气充则强，气少则虚，气顺则平，气逆则病。

为此，治疗上有补气、升气、行气、降气等多种法则。

血液循行体内，营养周身。如有亏乏、凝滞、妄行，均为病症。

在临床上，治疗方法有养血、和血、活血、清血、止血、祛瘀等法。

如果久病不愈，气虚不能生血，或血虚无以化气，则可导致气血两虚。

气血两虚的共同表现：面色不华，头晕心悸，气短，形寒。

对于中医男科来说，气血是精液的物质基础，血虚不能化生精液，气虚不能统摄精血，可以导致宗筋痿而不用，可见阳痿、早泄、遗精、白浊、精少不育等。

九、关于气陷

气虚证进一步发展，或者劳动用力过猛，或者过久损伤某一脏气，最终气虚无力升举，反致下陷的证候，就称为气陷证。临床上以内脏下垂与气虚证共见作为气陷证的特征。

气陷，一般是指中焦脾虚气陷，故临床往往也称中气下陷证或脾虚气陷证。

患者的临床表现：

首先，有气虚证的一般症状，如头晕目眩、少气懒言、身倦乏力、舌淡苔白、脉弱无力等。

其次，作为气陷证，再加上气机陷下定性症状，如内脏下垂、久泄久痢等。

两种情况合在一起，就是气陷证。

在中医男科，气陷证会引起哪些男科疾病呢？

临床上，最常见的有尿频、白浊、滑精、癞疝、脏器下垂、性欲下降等。

十、关于气郁

肝主疏泄，以气为用，气之疏泄可使周身之气机、脏腑之功能活动条达畅茂。

若肝气郁结，疏泄失司，木郁而致诸脏气机皆不得畅达。

《丹溪心法》说：“气血冲和，万病不生，一有怫郁，诸病生焉。故人身诸病，多生于郁。”

人体的各种生理活动，以气为动力，能推动脏腑气化，输布津液，宣畅血脉，消化水谷。

若情志过极，忧思郁怒，就会导致肝气郁结。

所谓气郁，通常就是指肝气郁结。

肝气郁结，其临床表现有两大类别：一是肝气郁于本经，症见胸胁胀满或胀痛，善太息，郁郁不乐。二是肝气郁结病及他脏，如肝郁乘脾，中气不运，腹满食少，呕恶痛泻；肝气犯肺，胸闷喘息；肝气犯胃，脘痛嘈杂，吞酸吐苦；肝气犯肾，藏泄失司，则小便淋漓不宣，或癃闭不通。

十一、关于血瘀

要想了解“血瘀”，首先从“瘀”字说起。

淤，本指水中沉淀的泥沙，后又引申为“滞塞，不流通”的含义，除非特指血液的流动状态，否则很少使用“淤”字。

在中医体系中，当需要表达血液不通或不畅的状态时，默认使用“瘀”字，一般不使用“淤”来表达。

瘀之本义指血积不行。正如《说文》所说："瘀，积血也。"

当体内某部位血液瘀滞，或者出现凝滞不流通的血液时，即称为瘀血。

正常情况下，血行于脉，本当流通无滞。

如果在各种病因作用下，或血结不行，或血行不畅，或离经之血，均为瘀。

如果血液循行迟缓和不流畅，即为血瘀。也就是说，"血瘀"属于病机学的概念，而"瘀血"既是"血瘀"的结果，也是"血瘀"的原因，一般来说属于病因学的概念。

无论血液瘀积身体的哪个部位，其共同的临床表现是疼痛如针刺刀割，痛有定处而拒按，常在夜间加剧。

正常情况下，经络是气血运行的通道，所以在临床上单纯的气滞或血瘀并不多见，反倒是气滞血瘀的证型临床最为多见。

十二、关于气滞血瘀

气与血的关系是：气为血之帅，血为气之母。气血共同运行在经络中，相伴而行，不可分离。气不可能离开血而独行，血不可能离开气而流动。

所以，在临床实践中，单纯的气滞和血瘀是很少见的，气滞与血瘀往往同时存在，无非是先后或轻重的区别。

气滞血瘀证，属气血同病，是指气滞和血瘀同时存在的病理状态。

一般情况下，本病理状态的出现，大多先有气的运行不畅，然后引起血液运行瘀滞，是先有气滞，由气滞而导致血瘀；也可由离经之血等瘀血阻滞，影响气的运行，这就是先有瘀血，由瘀血导致气滞；也可因闪挫等损伤而导致气滞与血瘀同时形成。

气滞血瘀证的共同临床表现有胸胁胀闷，走窜疼痛，急躁易怒，胁下痞块，刺痛拒按，舌质紫暗或见瘀斑，脉涩。

其临床表现以胀痛和痛处固定为典型特征。

对于中医男科来说，可能出现的疾病有：筋疝、血疝、阴茎痰核、阳痿、不射精、乳房结块等。

第五章
中医男科疾病诊断

第一节 问诊

一、问诊概要

明代张介宾认为问诊是“诊病之要领，临证之首务”，并将问诊内容归纳为“十问歌”，节选如下：

一问寒热二问汗，
三问头身四问便，
五问饮食六问胸，
七聋八渴俱当辨，
九问旧病十问因，
再兼服药参机变。

二、问诊环境要求

男科患者，多涉隐私，常有难言之疾。因此，男科诊室除了普通要求，又有特殊要求。

首先，必须另辟独间，每个诊室只宜有一位医务人员，每次应诊只允许一位患者进入。在诊室里，医患双方单独进行诊治，所问内容要对他人保密，其余患者应在门外候诊。男科医生应该注意，即使所患疾病与配偶有关，一般情况下也不宜夫妻同时进入诊室，而应先后单独询问较稳妥。

男科病患者在叙述病情时，声音多较轻浅，唯恐无关人员听到，因此，诊室的环境要安静，忌嘈杂，室内光线宜柔和，墙壁上不宜张贴无关图画，窗户应悬挂窗帘，体检床四周应设有围帘。

三、问诊内容：年龄

《内经》对男性的生理总结概括为以8年为周期的阶段，每个阶段都有相应生理变化。

《素问》说：

“丈夫八岁，肾气实，发长齿更；

二八，肾气盛，天癸至，精气溢泻，阴阳和，故能有子；

三八，肾气平均，筋骨劲强，故真牙生而长极；

四八，筋骨隆盛，肌肉满壮；

五八，肾气衰，发堕齿槁；

六八，阳气衰竭于上，面焦，发鬓颁白；

七八，肝气衰，筋不能动，天癸竭，精少，肾脏衰，形体皆极；

八八，则齿发去。”

在临床上，作为一名中医医生要对男性的生理变化熟记于心，与以上的生理变化相适应的，就是正常的变化。

临床上还要了解各个年龄段的常见疾病，才能不至于误诊误治，比如：

男性在儿童期，常见的疾病有疝气、阴肿；

青少年则常见梦遗、滑精；

中壮年易患阳痿、早泄、精浊等；

更年期易得更年期综合征、子岩等；

进入老年期后，五脏皆衰，天癸已尽，则常见精癃、肾岩翻花等。

所以，在中医男科门诊，第一件事就是要明确病人的年龄。不同的年龄段，就要考虑相应的多发疾病，不能漫无边际地瞎猜。

四、问诊内容：现病史

当病人来到诊室的时候，了解其过去的病史对于当前疾病的诊断有重要的参考价值。每次面对患者，为了避免在诊断上出现偏差，医生常问的就是：

“你发病多长时间了？”

“有什么变化？”

“怎么治疗的？”

“疗效如何？”

从专业角度说，这一系列问题就是现病史。

所谓的现病史，是患者病史中的主体部分，记述的是患者患病后的全过程，即发生、发展、演变和诊治的过程。

当然，不管中医、西医，现病史可以提供一定的参考，但一定要注意：采集病史时，要全面、详尽、准确，以免误诊，减少不必要的纠纷。

面对男科患者时，要询问病症的主要表现、自觉症状，此次发病的时间、发病因素以及疾病发展变化的全过程，曾接受何种诊断治疗，用药情况及疗效等。

有些特殊疾病，比如天宦、阴茎短小者，往往与遗传有关，所以要追问家族史，了解是否有近亲结婚等情况。

对下疳、淋病等，要了解性生活史，是否有不洁性行为等。

总之，现病史的获得对诊断和治疗均有意义，有助于避免误诊误治。

五、问诊内容：排精

排精是最具男科特色的生理现象，也是在临床问诊中最常见的主诉。

因此，在中医男科门诊，当涉及精液异常时，必须向患者详细询问有关精液的情况，重点询问的项目有排精量、精液质地变化、排精时间、生育能力、伴随症状等。

在中医男科临床中，与精液异常有关的疾病有：遗精、滑精、早泄、不射精、血精、精浊、精少、精液清冷、逆行射精、小便夹精等。

在以上与精液有关的疾病中，遗精、早泄、滑精主要为非性交排精或排精时间异常；精液清冷、血精、精浊主要为精液质的异常；精少为精液量的异常。

在中医男科临床上，精液质与量的异常均可影响生育能力，而精少、精液清冷等的诊断必须结合实验室精液检验的结果。

在询问患者排精情况的同时，还要了解其健康状况、工作及生活环境、营养状况、精神情绪、饮食习惯、性生活习惯（手淫、性交过度、性交中断等）。

另外，还要从整体观念出发，结合前面提到的《十问歌》，详细询问全身情况，如饮食、睡眠、大便、小便等，有助于分析精液异常的原因及证型。

例如，遗精是在无性交活动时，不自觉地或在睡梦中出现排精。

由于引起遗精的原因有劳伤心脾、肝郁化火、纵欲伤肾、湿热下注。

这时，详细询问伴随症状，再结合其他诊察方法，有助于确定证型，对证治疗方能获得满意的效果。

六、问诊内容：性功能障碍

正常男子的性功能包括：性欲、阴茎勃起、性交、性高潮和性满足等环节，其中任何一个环节发生障碍，均称为性功能障碍。

在询问有关性功能障碍的问题时，应该注意询问以下方面：

（1）性欲

性欲的影响因素有很多，比如情绪、年龄、感情、饮酒、吸烟、药物、疾病、视觉、听觉、触觉、嗅觉、注意力、记忆。

当然，如果认为性欲有问题，建议到正规医院的男科咨询。

从中医男科来说，性欲异常分两种情况：

第一，无性欲，或性欲低下，多属肾阳不足、命门火衰。

第二，性欲旺盛，多属肾阴不足而阴虚火旺。

根据以上的两种情况，中医会根据其证型，给予相应的治疗方案。

（2）勃起

当病人主诉因为勃起障碍不能完成房事时，医生就要了解阳痿的程度，如阴茎完全不能勃起，或勃起无力不能同房，或勃起不能持久，或睡眠、排尿时能勃起，醒后或排尿后勃起立即消失等。

同时，还要有重点地询问病前同房频率、夫妻感情状况、有无慢性疾病等。

此外，也要了解患者的精神、情绪以及环境情况等。

总之，必须全面、准确地了解患者的信息，根据中医的辨证思路，判断阳痿的原因，是因久病重病、心脾虚损引起；或因夫妻感情不和，肝气郁结引起；或因手淫、房事不节致肾阳不足所致；或因嗜酒、饮食不节、房事不洁，致湿热下注而发病。

辨证准确了，才能有助于提供妥当的治疗方案。

其次，就是临床上极为少见的持续勃起，中医称为阳强，也称为强中。

多因阴虚火旺引起，也可因湿热下注，或脊髓、阴茎损伤所引起，常在激烈性交或延长性交时间后发生，且过去有类似发作史。

若强中久不缓解，可引起阴茎水肿，甚至有排尿困难和尿潴留。

因此，在中医男科门诊，医生要了解性生活情况，如是否有外伤史和强中发作史、排尿情况等。

有些患者夜间经常勃起，这本来是正常的现象，但是每次勃起后经常难以入睡，或者勃起后阴茎胀痛难忍，结果影响了生活和工作，就要给予适当地干预。

七、问诊内容：阴茎、睾丸

在中医男科门诊，阴茎、睾丸形态或感觉异常，也是男性病人常见的主诉。如果得不到准确而负责任的解释，往往会给患者带来很大的困扰。

在中医男科临床上，此类男科疾病常见的有阴茎短小、天宦、睾丸萎缩、阴长不收、阴缩、阴肿、阴冷、茎中痛痒、睾丸疼痛等。

对于以上的常见病症，在问诊时应该注意什么呢？

对阴茎短小和天宦的病人，要系统询问其发育的情况、第二性征出现的时间、对性生活的影响程度，如果曾经有在外院就诊的经历，要了解治疗的经过，并结合详细的查体，方能得出明确的诊断。

对于阴长不收的病人，患者多有嗜酒、饮食不节或房事不洁等病史，中医多辨证为湿热下注。

中医认为，阴缩是男科急症，多为阴阳欲脱之兆，所以，要重点询问是否有急性或严重全身性疾病。

阴冷是病人的自我感觉，中医认为，多为房室不节、肾阳不足所致。

阴肿的病人，常有坐卧湿地，或感受风邪，或服用某些药物过敏史，中医则多辨证为湿热郁滞或风邪侵袭。

茎中痛痒的感觉，多为湿热下注。

睾丸疼痛的感觉，可由外伤等局部病变引起，也可是其他男科疾病的常见伴随症状，必须通过详细问诊，始能鉴别清楚。

总之，当遇到阴茎、睾丸异常的患者时，要详细全面地问诊，为准确地诊断提供线索。

第二节　望诊

《难经》说："望而知之谓之神。"意思是一望而知病情的医生，是医术最高明的神医。

《灵枢》说："视其外应，以知其内脏，则知所病矣。"

望诊，是医生通过视觉，对人体全身和局部的情况及其排泄物等有目的地进行观察，以了解健康或疾病情况。

望诊分为总体望诊和分部望诊。

总体望诊，是观察全身神、色、形、态；分部望诊，则通过局部的变化征象，了解相关的病变。

临床上，总体望诊和分部望诊并无严格区分，凡能用眼睛看到的都要观察，包括病人的神色、体型、皮肤颜色、大便、小便、痰等。

特别要仔细观察舌和尿的变化。

舌诊主要是看舌质和舌苔。

尿诊是藏医观察疾病极为重要的手段之一，也是中医望诊中很重要的内容。

望诊的依据是中医的脏腑、经络等理论。人体外部和五脏六腑关系密切，若脏腑功能活动有变化，必然反映于人体外部的神、色、形、态等各方面。

五脏六腑和体表由十二经脉贯通在一起，又分别和全身的五体筋、骨、皮、肉、脉相配——肺主皮毛，肝主筋，脾主肌肉，心主血脉，肾主骨。

五官亦与五脏相关：鼻为肺之窍，目为肝之窍，口为脾之窍，舌为心之窍，耳为肾之窍。

所以，观察体表和五官形态功能的变化征象，可推断内脏的变化，同时，还可反映全身精气的盈亏。

精、气、神的变化主要表现在头部和双目，兼反映于全身形态、语言气息、面部色泽乃至脉象舌象等方面。

《灵枢》说："十二经脉，三百六十五络，其气血皆上注于面。"

精充、气足、神旺是健康的征象；精亏、气虚、神耗是疾病的表现和原因。

因此，望诊不仅可诊察内脏病变，还可了解人体精、气、神的动态变化情况。

望诊的内容很多，在中医男科中，除观察神、色、形态、分泌物、排泄物等外，前阴的望诊尤为重要。

一、忘神

《说文》说："神，天神，引出万物者也。"就是说的其本义。

神的引申义很多，就中医来说，其基本含义是：神是机体生命活动的外在表现。

也就是说中医的望神，这个"神"，主要是指：精神。成语"神清气爽"就是此意。

神的来源是什么呢？中医认为，是先天之精，正如《素问》所说："生之来，谓之精，两精相搏谓之神。"

同时，神又有赖于后天之精的滋养，《灵枢》说："故神者，水谷之精气也。"

精与神的关系是：精能生神，神能御精，精足则形健，形健则神旺；反之，精衰则体弱，体弱则神疲。

气与神的关系，也是密不可分的。气是生命的动力，气能生神，神能御气。

《图书编》说："气载乎神。"又说："孰知气充乎体，赖神以宰之。"

因此，对于中医男科来说，望神可以了解精气的盈亏。

男子以精气为本，精气可直接影响神的变化。

精气充足则神旺，精气虚衰则神疲，精气衰竭则神亡。

《灵枢》："怵惕思虑者则伤神，神伤则恐惧流淫而不止……恐惧而不解则伤精，精伤则骨酸痿厥，精时自下。"

二、望面色

如果有两个人向你走来，一个满面红光，神采奕奕；一个面色灰暗，垂头丧气。就算是不学医的人，也应该能看出这两个人的区别。

在望诊里，面部色泽的变化一目了然，可以反映脏腑气血的盛衰和病理变化。

我国正常人的面色是微黄、略带红润、有光泽。

一般来说，根据五行学说和脏象理论，五色配五脏，即青为肝色、赤为心色、黄为脾色、白为肺色、黑为肾色。

具体来说，青主寒证、痛证、瘀血和惊风；赤主热证；黄主虚证、湿证；白主虚证、寒证、失血证；黑主寒证、痛证及瘀血、肾虚、水饮。

结合中医男科来说，如面部潮红，或两颧发红，为阴虚内热，多见于相火过旺之血精、遗精等。

面呈紫红多为瘀热，常有阴囊血肿或附睾淤积症。

面色萎黄多为脾虚湿盛，或湿盛困脾，可见于精浊。

面色黧黑晦暗者，属于肾虚或气血凝滞，常见于阳痿、早泄、遗精、精冷等。

面色青紫者，多为寒凝血瘀、经脉瘀阻，常见于阴茎或阴囊外伤、不育等。

中医所说的望而知之谓之神，就是指通过一眼望去，就对病人的身体状况有个大概的判断，最起码能够对病人做个阴阳分类，同时对治疗的方向有个明确的判断，不至于把寒热的药物用反了，这就是经验的积累，也就是“神”。

三、望舌象

望舌象，又名：舌诊。

舌诊，是观察舌头的色泽、形态的变化，用以辅助诊断及鉴别诊断的一个简单有效的方法。

舌为心之苗，脾之外候，苔由胃气所生。

脏腑通过经脉与舌相联，手少阴之别系舌本，足少阴之脉挟舌本，足厥阴之脉络舌本，足太阴之脉连舌本，散舌下，故脏腑病变，可在舌质和舌苔上反映出来。

舌诊主要诊察舌质和舌苔的形态、色泽、润燥等，以此判断疾病的性质、病势的浅深、气血的盛衰、津液的盈亏、脏腑的虚实等。

总之，舌象的变化，能客观地反映正气盛衰、病邪深浅、邪气性质、病情进退，亦可判断疾病转归和预后，可以指导处方遣药。

对于中医男科来说，望舌象同样包括舌质与舌苔的变化。

舌质反映脏腑气血的盛衰，如舌质鲜红，多为阴虚火旺，可见于血精、遗精、强中等。

舌红绛多为热盛，可见于子痈、囊痈等。

舌质青紫或紫暗，有瘀点、瘀斑，则为瘀血内阻，可见于血精、精浊、不射精等。

舌淡胖或有齿痕，多为沉寒痼冷，或阴寒湿邪、命门火衰，常见于精冷、阳痿、阳缩等。

望舌苔，包括观察苔之颜色、质地。舌苔可反映病邪的深浅及邪正的消长，如苔薄为邪浅病轻，苔厚则为邪盛病重。

苔燥为热盛伤阴，舌少苔或无苔为阴虚火旺，多见于遗精、血精等症。

苔腻为湿，苔黄腻为湿热，可见于精浊、精癃、子痈、囊痈、阳痿、早泄、遗精等。

苔灰黑润滑，为阳虚有寒。

苔黑干燥，为火炽津枯。

花剥苔为气阴不足。

在中医男科临床上，还应将舌质与舌苔结合起来，综合分析。

四、望形态

望形态，是指观察病人的形体和姿态。

形指形体，包括肌肉、骨骼、皮肤等；

态是动态，包括体位姿态及活动能力等。

因为人体是内外统一的整体，形体的强弱胖瘦与内脏的坚脆盛衰往往是统一的，而人体的动静姿态又与阴阳气血的消长有关。

所以，可以通过体表了解内脏的变化，望形态不但可知病者的体质、发育及营养状况，而且有助于了解气血的盛衰、五脏的虚实、邪正的消长和伤痛的部位等。

正常生长和发育的男性形态有什么特点呢？

一般情况下，男性到十六岁左右，身体逐渐发育成熟，四肢及躯干肌肉发达健壮，口唇已生长胡须，阴茎勃起时长达 15cm 左右，睾丸增大，阴囊皮肤变暗黑色，阴毛亦长，精液量增加。到二十岁左右，达到完全成熟。

若年逾二十岁，仍身体矮小，骨肉瘦削，须毛、腋毛、阴毛稀少，阴茎短小，睾丸小者，为肾气未充、天癸迟至。

因此，形体的望诊，除应注意一般内容外，还应重点观察：四肢骨骼的发育及比例，胡须、胸毛、头发、阴毛的有无及分布情况。

首先，说一说大家最为关注的望毛发。

一般说来，毛发色黑、荣润茂密，则肾气足，精血充；毛发稀疏，或脱落干枯，为肾气衰、精血虚。

其次，说说对男性来说，相对不是很重要的望乳房。

因为男性乳房功能相对太少，所以其病变也相对很少。

望乳房时，主要观察乳房的大小。男性乳房单侧或双侧增大，宛如女性，即为乳疬，多因肝失疏泄、气血瘀滞所致。

一般情况下，男性乳房的肿块更少见，如果有，应该立即就诊，并及时处理，以免出现不太理想的结果。

男性的外生殖器主要是阴囊和阴茎。

外生殖器的望诊，包括阴囊、阴茎的大小、形态，有无发育畸形，阴毛的分布等情况。

具体来说，在中医男科门诊，如果发现了以下异常，男科医师就要通过望诊，初步判断其原因，最起码也为下一步的检查提供一个线索。

阴囊肿胀，不痛不痒，多因坐地触风受湿，或为水肿之严重者。

阴囊作痛者，多由劳伤血分；不痛者，多为水肿。

阴囊肿大而透明者，为水疝。

阴囊肿大而不透明，不坚硬者，往往是小肠坠入囊中，称为狐疝。

睾丸肿痛，亦属疝证。疝证有气、血、筋、癞、寒、水、狐等七种，均属睾丸或肿或痛之病。

如见阴囊一侧或双侧无睾丸，即为无睾症或隐睾症。

睾丸小，阴茎短小者，可见于无精子或少精的不育症。

阴囊或阴茎收缩，伴少腹拘急疼痛者，为阳缩症。

阴囊皮肤潮红、起疹、湿润或有渗液，伴剧烈瘙痒，则为绣球风。

包皮口细小，包皮不能上翻，龟头不能外露，为包茎。

以包皮发红、渗液、疼痛为主要表现的，则是旋螺风。

以阴茎龟头紫肿、疼痛、化脓、溃烂为主要表现者，为阴（龟）头痈。

若阴茎龟头出现丘疹、结节状坚硬物等，溃后状如翻花，有特异恶臭和脓性分泌物为主要表现，则可能是肾岩翻花。

尿道口不在龟头正中处，则为马口异位。

龟头、阴茎肿大，甚则溃烂，流脓血水，则为下疳。

排泄物的望诊包括尿及精液的色、质、量及黏稠度。

小便清长色白者为寒，色黄者为热。

尿色白而混浊，为白淫。

小便点滴而出，不痛者为癃。

欲尿而不出者，为闭。

尿痛者为淋。

尿中有砂石状物为石淋，有血为血淋，有膏状物为膏淋。

正常精液呈灰白或淡黄色，（与排精的时间间隔有关。）每次排出量为 2～6mL。

如精液清稀，量少者，为精冷。

精液呈红色或带血丝，则为血精。

第三节 闻诊

闻诊，包括听声音和嗅气味两个方面的内容，是医者通过听觉和嗅觉了解由病体发出的各种异常声音和气味，以诊察病情。

闻诊也是一种不可缺少的诊察方法，是医者获得客观体征的一个重要途径。

当然，闻诊在与病人交流的过程中就完成了，是糅合在其他诊察方法之中的。

在听声音时，首先要了解正常的、健康的声音，虽有个体差异，但发声自然，音调和畅，刚柔相济，此为正常声音的共同特点。

由于人们性别、年龄、身体等形质禀赋之不同，正常人的声音亦各不相同，男性多声低而浊，女性多声高而清，儿童则声音尖利清脆，老人则声音浑厚低沉。

对于男性来说，若语音低微、断续不接，为气虚；

声高气粗、洪亮有力，为实证；

胸闷不适，时时叹息，为肝郁。

男子在二八左右，发音变粗，此为正常；

若发音如童，音出夹细者，多为肾气不充，性发育不成熟之象。

通过嗅气味的过程，诊察病变部位和排泄物的气味，可以反映疾病的性质。有助于了解病情，判断疾病的寒热虚实。

在中医男科门诊，如果口气臭秽，为实热内蕴；

小便腥臭，为湿热；

大便臭秽，为胃肠积热；

阴茎溃烂破裂，有奇臭脓性分泌物，多为肾岩翻花、淋病。

正常精液无明显气味，若有腥臭味者，为下焦湿热。

总之，闻诊作为一种诊察方法，对于中医男科来说，也会为进一步辨证论治提供有用的线索。

第四节 脉诊

歌曰：

在心易了，

指下难明，

脉象众多，

归之于平。

脉诊俗称“号脉”，是通过按触人体不同部位的脉搏，以体察脉象变化的切诊方法。又称切脉、诊脉、按脉、持脉。

作为一名合格的中医医生，应该掌握最基础的正常脉象，常见的脉象最好也要明了。

脉象是多种因素作用的结果，而绝不是一一对应的因果关系，是没有特异性的。

在脉诊的过程中，诊的是什么？是脉象，是意象，是趋势，是波纹。

脉象的形成，与脏腑气血密切相关，若脏腑气血发生病变，血脉运行就会受到影响，脉象就有变化。

脉象是通过意象来表达的。比如最常见的弦脉，《脉经》说：“举之无有，按之如弓弦状。”弦的意象是：不浮不沉，按上去就像弓弦的感觉。

正常脉象是：不浮不沉、不快不慢、和缓有力、节律均匀，也称作“平脉”。

有病时的脉象叫作病脉，不同的病症常出现不同的脉象。

中医对于脉象的研究是很细致的，《内经》记有十多种脉象，《脉经》总结了二十四种，以后的脉书甚至记述多达三十多种甚至更多。

脉象的变化，与疾病的病位、性质和邪正盛衰相关，病位浅在表则脉浮，病位深在里则脉沉；疾病性质属寒则脉迟，属热则脉数；邪气盛则脉实，正气虚则脉虚。

所以，《崔氏论脉》总结为：“以浮、沉、迟、数为宗”，影响至今。

男科的脉象特点是什么呢？

临床上，脉弦数或滑数者，多为湿热内蕴，可见于血精、早泄、遗精、阳痿、子痈、囊痈等。

脉细数者，多为阴虚火旺，可见于血精、遗精、不射精、阳强等。

若脉沉细无力，两尺尤甚，为先天肾气不足，命门火衰，可见于阳痿、早泄、精冷、不育等。

若脉沉涩，多为瘀血内阻、经气不通，可见于茎中痛、不射精等。

脉弦紧者，为寒疝。

总之，脉诊时要认真切脉，并结合四诊收集的资料进行分析、归类，以得出正确的判断，为临床上的辨证论治提供尽可能准确的依据。

第五节 体格检查

歌曰：
体格检查，
项目众多，
生殖系统，
听我细说。

在体格检查中，基本的检查方法是望诊、触诊、叩诊、听诊。

望诊，是医生用视觉观察被检者全身或局部的情况。

触诊，是医生用手指或手掌在身体的一些部位进行触摸或按压进行检查。

叩诊，则是通过手指叩击身体某些部位产生音响。

听诊，是借助听诊器探听体内脏器运动时发出的声音。

通过这些检查，可发现全身的或局部的异常或病态现象，结合症状及有关的疾病知识和医学理论，常可作出初步诊断。

体格检查的项目很多，就男性生殖系统的体格检查而言，以望诊和触诊为主，应按一定的顺序进行体检，并在条件允许的情况下进行必要的外科检查。

男性外生殖器的检查项目有：

视诊：阴毛、阴茎、冠状沟、龟头、包皮、尿道外口、阴囊。必要时做提睾反射。

触诊：双侧睾丸、附睾、精索。

一、阴毛

阴毛是人体的第二性征之一，是生长在人类生殖器周围的毛发。青少年进入青春期时候，由于性激素的分泌，阴部开始长出阴毛，变得浓密卷曲。

正常成年男性的阴毛，生长在阴茎根部、耻骨区、大腿内侧，分布略呈正三角形，其上缘境界不明显，正中逐渐向上延伸到脐部。

在检查男性病人阴毛时，应首先注意观察阴毛的有无、多少和分布情况。

一般情况下，在青春期，12 岁左右阴毛开始生长，个别性早熟患者在 10 岁以下就有阴毛生长。如果阴毛分布异常，则有内分泌紊乱的可能。

二、阴茎

在检查阴茎时，应注意阴茎大小、形态、位置、有无畸形等，以及有无瘀斑、硬结、肿块、溃疡等情况。

成年男性阴茎上，如果有无痛性硬结、慢性溃疡，久治不愈，要考虑癌症的可能性。

阴茎海绵体上，如果出现条索状硬块，伴勃起时弯曲疼痛，常为阴茎海绵体硬结症。

包皮是阴茎的重要保护结构，在体检时要观察包皮是否过长。

翻起包皮，检查有无红肿、溃疡、分泌物及包茎、包皮口狭窄、包皮内肿块等。

包皮过长和包茎是常见的解剖学异常。

在检查包茎时，尽量不要强行将阴茎头翻出，如果勉强把阴茎头露出，要及时把包皮翻回原状，否则易造成嵌顿。

儿童及青少年包茎者，阴茎头部扪到的硬块，往往是包皮垢。

如果包茎反复感染，或者影响了排尿，建议及时行包皮环切术。

检查尿道口时，要注意尿道口的位置、大小、数目，是否有外伤、畸形、炎症、肿物及异位；尿道口有无分泌物、出血、血迹；尿道有无压痛、肿块、硬结等。

若尿道触诊硬韧，呈索条状，提示尿道狭窄。

如尿道有压痛，挤压尿道口有脓性分泌物，则可能为尿道炎。

三、阴囊

在中医男科门诊，检查阴囊时，要注意阴囊大小、形状、有无空虚；阴囊有无水肿、血肿、窦道、肿瘤及阴囊坏死、尿外渗等情况。

在临床上，一旦发现阴囊内有肿块，首先应明确这个肿块是来自阴囊，还是来自腹腔。

先让患者分别采取两种体位——站立与平卧，根据采取两种体位后肿块的变化来初步判断肿块的来源。

如果阴囊肿块是以下疾病引起的：腹股沟疝、交通性鞘膜积液或精索静脉曲张，患者在平卧时，肿块就会消失或缩小；而站立时，用手指压迫腹股沟外环，肿块不再出现，移开手指后肿块重新降入阴囊内，或肿块会变大。

其次，还要触诊肿块的硬度，有无波动感或坚实感，触诊腹股沟外环处，是否有咳嗽冲击感及可复性改变。

分辨阴囊内肿块与睾丸、附睾及精索的关系。

应常规做透光试验检查：睾丸鞘膜积液，透光试验为阳性；但如鞘膜增厚或积液浑浊则不能透光。

有阴囊外伤史者，阴囊内的肿块常为鞘膜积血，触之肿块弹性大，阴囊皮肤有瘀斑，透光试验阴性。

交通性鞘膜积液，大小随体位而改变，站立时增大，平卧后缩小，但透光试验阳性，这一点可与疝相鉴别。

四、睾丸

在中医男科临床上，当检查睾丸时，可以让病人取站立位或平卧位。

其检查方法主要是望诊和触诊，要注意其大小、形状、硬度、重量、感觉有无异常。

正常情况下，左侧睾丸低于右侧，有弹性，轻压之有酸痛感。

在触诊时，如果摸不到睾丸，则可能是睾丸下降不全，又称隐睾。

睾丸萎缩时，触诊睾丸小而软，压迫时无痛感，如果进入青春期后，阴毛稀少，阴茎不发育，检查精液无精子，则可能是先天性睾丸不发育，可能属于男性染色体异常。

睾丸肿瘤时，其形状明显肿大，表面光滑，质较硬，托起睾丸有沉重感，透光试验阴性。

睾丸炎时，压痛极为明显。如果是儿童，要检查是否属腮腺炎的并发症。

关于睾丸的体积，有一种专业检查称为睾丸容积测定。

睾丸容积是男性生殖功能的一项重要检测指标。

一般认为，睾丸容积与精液质量及血清雄性激素水平显著相关。测量其大小，不仅可反映睾丸的内分泌状态，还可初步估计睾丸病理损害的程度。

为求标准统一，应使用睾丸容量测定器（即一系列形状与容量精确固定的睾丸模型），与睾丸大小相等的模型型号即为睾丸的容积。

成年男子的睾丸容积是15～20ml。

若小于12ml，则提示睾丸生精功能不良。

五、附睾

正常情况下，附睾在睾丸的上端和后缘，附睾管长约4～5米，盘曲构成体部和尾部，管的末端急转向上，直接延续成为输精管。

附睾，是一个由多数曲折、细小的管构成的器官，一端连接着输精管，另一端连接着睾丸的曲细精管。当精子离开睾丸时，就跑到附睾里，继续发育成熟。

附睾管除贮存精子外，还能分泌附睾液，其中含有某些激素、酶和特异的营养物质，它们有助于精子的成熟。

在临床体检中，在检查附睾时应该注意什么事项呢？

需要注意：附睾头部、体部、尾部之大小、硬度，有无结节及触痛，有无脓肿或阴囊瘘管。

正常的附睾柔软而有弹性，所以附睾任何部位的增大均为病理表现。

附睾急性炎症时，红肿、压痛均明显。

附睾慢性炎症，则仅有肿大及轻压痛；附睾结核质硬，压痛不明显，有时形成冷脓肿和窦道。

输精管结扎术后，发生附睾淤积时，附睾肿大，压痛不明显，表面光滑，硬度均匀，有弹性。

在检查输精管时，要注意有无增粗、结节、压痛、缺如或重复。

如有输精管结扎病史，并有压痛者，多为输精管肉芽肿。

六、精索

精索由睾丸动脉、静脉、淋巴管、神经、提睾肌、输精管及其被覆的筋膜等组成。

精索的生理功能是为睾丸、附睾、输精管提供血液供应、淋巴回流和神经支配，是一个柔软的圆索。

精索，中医称为子系，是精室的重要组成部分。

在检查精索时，要注意精索内有无肿块，有无精索静脉曲张。精索静脉曲张是青年人的常见疾病。

检查时，请病人站立，沿精索自上而下轻轻触摸，如发现蚯蚓状柔软迂曲的团块，并于平卧后团块消失，即可确诊。

如果曲张不明显，可让病人屏气，以增加腹压，用手触摸精索有增粗、有冲击感，即可确诊为精索静脉曲张。

如有精索静脉曲张，还应该进一步仔细检查左肾或腹部有无肿块，以排除症状性精索静脉曲张，其特点是于仰卧后曲张静脉不消退。

精索静脉曲张，往往与男性生育有关。

精索肿瘤较多见，以良性为多，如脂肪瘤；

恶性精索肿瘤，多为肉瘤，可在阴囊内触及质硬之肿块。

精索肿块与输精管粘连者，常为丝虫性肉芽肿。

精索囊性肿块大者，常为精索囊肿或精索鞘膜积液；小而靠近附睾者，常为精液囊肿。

七、前列腺

前列腺是男性特有的性腺器官。前列腺是不成对的实质性器官，由腺组织和肌组织构成。

前列腺形状如栗子，底朝上，与膀胱相贴；尖朝下，抵尿生殖膈；前面贴耻骨联合，后面邻直肠。

所以，有前列腺肿大时，可做直肠指诊，触诊前列腺的背面。

前列腺腺体的中间，有尿道穿过，扼住尿道内口，所以前列腺有病，排尿首先受影响。

前列腺是人体非常少有的、具有内外双重分泌功能的性分泌腺。

作为外分泌腺，前列腺每天分泌约 2mL 前列腺液，其是构成精液的主要成分。

作为内分泌腺，前列腺分泌的激素称为“前列腺素”。

在前列腺的体检中，应该了解其正常表观。正常前列腺的大小形态，如中等大小的栗子（即 4cm×3cm×2cm），质韧如鼻尖，表面光滑，略能推动，边缘清楚，无结节或压痛，两侧叶对称，中央沟稍凹陷。正常前列腺只能触到左右两侧叶。

前列腺的体检通过直肠指诊来进行。

直肠指诊，在中医男科主要用于检查前列腺和精囊。

直肠指诊检查的步骤是：检查前嘱病人排空尿液，病人可采用膝胸位、侧卧位，或前俯站位，年老体弱或重病患者宜仰卧位或侧卧位检查。

检查者戴手套或指套，涂润滑剂，嘱病人张口呼吸以放松，以食指在肛门周围轻轻按揉，使其适应，待感觉肛周肌肉松弛后，再缓慢插入直肠。

检查顺序：先检查前列腺、精囊、尿道球腺，然后手指旋转 360°，最后检查直肠、肛门。

在前列腺的检查和治疗中，需要经常使用的操作为前列腺按摩。其具体步骤是：体位和插入直肠的步骤与直肠指检相同。按摩前列腺时，要用均匀有力的动作，切忌使用暴力，避免造成损伤。在每一侧叶自外上向内下顺序按摩，每侧叶均按摩 3～5 次，最后沿中央沟从上而下地进行压挤，如上动作反复数次，直到有白色液体自尿道滴出为止。

如按摩后无液体流出，可压按尿道。1 次按摩如未流出液体，可再按摩 1 次，如仍未获液体，则应下次再取，不可强行收集标本。

在中医男科门诊，前列腺疾病的体检又有什么特点呢？

前列腺增生症时，前列腺增大，表面光滑富弹性。按增大程度可分为三度：

一度：突入直肠 1～2cm，中间沟变浅；

二度：突入直肠 2～3cm，中间沟消失；

三度：突入直肠大于 3cm，中间沟明显突出，手指触不到其上缘。

急性前列腺炎，可触摸到增大肿胀、触痛的前列腺体；若有波动感说明已形成脓肿，此时禁用前列腺按摩及尿道器械检查；

慢性前列腺炎，可触及表面不规则、硬度增加或硬度不均的前列腺，腺体大小不一，其周围固定。

前列腺肉瘤时，前列腺明显增大，质软，似有囊性感。

前列腺结核，一般前列腺不大，硬度不均匀，前列腺结石质硬，应与癌肿鉴别。

如触及石块样坚硬的结节，应疑为前列腺癌。

直肠指检时，除注意前列腺的特征之外，尚需注意前列腺与直肠黏膜有无粘连及其与周围组织的关系。

注意肛管括约肌功能，神经系统疾病的病人肛管括约肌可能缺乏收缩力而松弛，且有排尿困难、尿失禁等症状。

八、精囊

精囊，又称精囊腺，是一对呈长椭圆形的囊状小体，长约40.0～50.0mm，宽约10.0～20.0mm。位于前列腺底的后上方、输精管壶腹的外侧、膀胱底与直肠之间。

精囊的功能主要是分泌弱碱性的淡黄色黏稠液体，占精液的70%，有营养和稀释精子的功能。

精囊分泌物除能稀释精液外，还对阴道和子宫颈的酸性物质起中和作用，借此维持精子在阴道和子宫内的活动。

正常情况下，精囊的硬度与周围组织相同，其位置较高，故直肠指诊时，一般不能触及。

当患急性精囊炎时，偶可在前列腺两叶的外上方触及，有明显触痛，应注意有无结节或肿块。

精囊结核时，可触及精囊有浸润或结节。

精囊癌时，可触及精囊部有不规则的结节。

精囊具有贮藏和排泄功能，正好与中医"奇恒之腑"类似，因此，近代的中医男科专家把精囊按奇恒之腑论治，取得了理想的疗效。

九、尿道球腺

尿道球腺，又称库伯氏腺，是一对豌豆大的球形器官，位于会阴深横肌内。腺的排泄管细长，开口于尿道球部。

当男性受到性刺激或有性暗示，出现性兴奋和阴茎勃起时，尿道球腺分泌物即可进入尿道。这些分泌物透明而黏稠，可拉长成丝，有润滑尿道的作用，并构成射出精液的最初部分。其分泌量的多寡与年龄、兴奋程度和身体状态有关。

这些液体的主要作用是清洁和润滑龟头，减轻射精的阻力，利于性交的发生。

尿道球腺的液体是组成精浆的成分之一，但只占射出精液量的极少部分。

直肠指诊时，触及前列腺下缘后，拇指置于会阴部肛门前缘，与肛门内食指相对扪诊，仔细探查，看是否能摸到尿道球腺。

正常情况下，不能触及尿道球腺。

若于会阴部中线两侧，扪及球形、质软、表面光滑的肿物，即为肿大的尿道球腺，应注意有无触痛，并可按摩收集分泌物送检。

第六章
中医男科疾病辨证

第一节 辨证概述

歌曰：

辨证论治，

中医宗旨，

辨证本文，

论证分析。

“辨”的意思是根据不同事物的特点，在认识上加以区别。《说文》说：“辨，判也。”本义是：判别，区分，辨别。

证，即证候，是疾病过程中某一阶段或某一类型的病理概括，一般由一组相对固定的、有内在联系的、能揭示疾病某一阶段或某一类型病变本质的症状和体征构成。

证候是病机的外在反映，病机是证候的内在本质。

辨证，其本来的意义是分析论证。

在中医理论里，辨证是在认识疾病的过程中，确立证候的思维和实践过程，即将四诊（望、闻、问、切），所收集的有关疾病的所有资料，包括症状和体征，运用中医学理论进行分析、综合，辨清疾病的原因、性质、部位及发展趋向，然后概括、判断为某种性质的证候的过程。

就中医男科来说，男科的辨证以脏腑辨证为主，并结合气血津液辨证，部分疾病还结合经络辨证、八纲辨证、三焦辨证等。

辨证内容有单一辨证和复合辨证，辨证方法有脏腑辨证、八纲辨证、气血津液辨证等。

第二节 阴阳辨证

歌曰：

阴阳问题，

自古有之，

阳证阴证，

分辨明晰。

证，是诸多病因作用于人体后，人体的阴阳平衡被打破，阴阳失衡后，身体不同部位如脏腑、气血、津液、三焦、经络等，就会出现相应的症状和体征，阴阳失调的这种状态，就是证。

阳，本义是山南水北。

《谷梁传·僖公二十八年》说："山南为阳，水北为阳。"《说文》说："阳，高，明也。"指出了阳的性质：高的、明的，属阳。

在哲学上，阳是一切事物的两个对立面之一，跟"阴"相对。

阴，本义是山的北面、水的南面。

《说文》说："阴，闇也。山之北，水之南也。"

在哲学上，阴是一切事物的两大对立面之一，跟"阳"相对。

《易·系辞上》说："一阴一阳之谓道。"

阴阳是相对的，两者相互依赖，相互对应，无论是大自然还是人体，总是处于动态的阴阳平衡之中。

在中医临床上，阴、阳是区分疾病类别、归纳证候的总纲。

凡见兴奋、躁动、亢进、明亮等表现的表证、热证、实证，以及症状表现于外的、向上的、容易发现的，病邪性质为阳邪的，病情变化较快的等，一般都可归属为阳证。

凡见抑制、沉静、衰退、晦暗等表现的里证、寒证、虚证，以及症状表现于内的、向下的、不易发现的，病邪性质为阴邪的，病情变化较慢的等，可归属为阴证。

阴阳辨证，是一切辨证的总纲，当然，也是中医男科的辨证总纲。

阴证、阳证分清了，治疗的总方向就不会错。《素问》说：“善诊者，察色按脉，先别阴阳。”《景岳全书》说：“阴阳无谬，治焉有差?”

如果阴阳辨别不清，把药物用反了，中医就说是犯了“虚虚实实”之戒。

中医男科临床上常见的阴证和阳证，主要是两者的实证和虚证。亡阴证和亡阳证在中医男科很难遇到，这里略过不提。

1. 阳（实）证

凡符合“阳”的一般属性的证候，称为阳证，如表证、实证、热证等。

常见的表现有：精神兴奋狂躁，面色红，壮热恶热，气粗声高，便干溲赤，口渴喜冷饮；舌质红绛苔黄，脉洪数或滑数有力。

2. 阴（实）证

凡符合“阴”的一般属性的证候，称为阴证，如里证、虚证、寒证等。

常见的表现有：精神萎靡，面色皖白，肢冷畏寒，气短声低，便溏溲清，口不渴、喜热饮；舌质淡苔白，脉沉迟细无力。

3. 阴虚证

为人体阴液不足所表现的证候。

常见的表现有：五心烦热，潮热盗汗，咽干颧红，二便秘结，形体消瘦，舌红少苔，脉细数。

4. 阳虚证

为机体阳气不足所表现的证候。

常见的表现有：畏寒肢冷，口淡不渴，神疲乏力，尿清便溏，舌淡苔白，脉弱。

第三节 脏腑辨证

一、五脏六腑

歌曰：
五脏六腑，
生理基础，
脏腑理论，
皆从此出。

脏腑辨证主要包括脏病辨证、腑病辨证及脏腑兼病辨证等。

脏，《正字通》说："脏，五脏也。"心、肝、脾、肺、肾为五脏。

腑，中医将胃、胆、膀胱、三焦、大小肠，总称为六腑。

五脏的特点是实质性器官，其主要功能是化生和贮藏气血精津液。

六腑的特点是空腔性器官，其主要功能是受纳和腐熟水谷，传化和排泄糟粕。

正如《素问》说："所谓五脏者，藏精气而不泻也，故满而不能实；六腑者，传化物而不藏，故实而不能满也。"

五脏与六腑互为表里的关系，即如《灵枢》所说："心合小肠""肺合大肠""肝合胆""脾合胃""肾合膀胱"。

这些脏腑之间，经脉上相互络属，属性上阴阳表里相合，功能上相互配合，病理上相互影响，从而构成"脏腑相合"的关系。

此外，中医将脑、髓、骨、脉、胆、女子胞合称为奇恒之腑。奇恒，异于平常之谓，都是贮藏阴精的器官，因其形同于腑、功同于脏，故有其特殊性。《素问》说："此六者，地气之所生也，皆藏于阴而象于地，故藏而不泻，名曰奇恒之腑。"

二、肾病辨证

歌曰：
肾主生殖，
孕育相关，
肾病辨证，
肾虚常见。

脏腑辨证，是运用脏腑理论，对四诊所收集的临床症状和体征，进行分析、归纳，以辨明病在何脏何腑。

在中医男科中，与肾病有关的辨证有：

（1）肾气虚：是指肾气虚弱的证候。

临床表现：耳鸣，腰酸，性欲衰减，早泄，滑精，遗精，头晕健忘，脉弱。

（2）肾气不固：是指由于肾气亏虚，固摄无权的证候。

临床表现：小便频数而清，余溺不尽，遗尿，小便失禁，或大便失禁，遗精，早泄，耳鸣，腰膝酸软，脉弱。

（3）肾阴虚：是指肾阴亏损、虚热内扰的证候。

临床表现：腰膝酸软而痛，遗精，阳强易举，性欲亢进，齿松发脱，眩晕耳鸣，五心烦热，潮热颧红，舌红少苔，脉细数。

（4）肾阳虚：是指肾阳亏虚，机体失却温煦的证候。

临床表现：畏寒肢冷，腰膝以下尤甚，性欲低下，勃起无力，阳痿早泄，遗精滑精，精冷不育，面色㿠白或黧黑，小便清长，夜尿多，舌淡，苔白，脉弱。

（5）肾精亏虚：是指肾精亏损的证候。

临床表现：小儿生长发育迟缓，成人生殖功能减退。出现早泄，遗精，滑精，勃起无力，甚至阳痿，早衰，精少不育，耳鸣，发脱，牙齿松动，健忘。

（6）惊恐伤肾证：是指大惊大恐损伤肾气的证候。

临床表现：惊慌不定，阳痿，滑精，或二便失禁。

三、肝病辨证

歌曰：
肝血肾精，

乙癸同源，
房事生殖，
密切相关。

肝病辨证是男科辨证的主要内容之一，很多男性外生殖器的疾病和肝脏息息相关。

在中医男科中，与肝病有关的辨证有：

（1）肝气郁滞：是指肝失疏泄，气机郁滞的证候。

临床表现：情志抑郁，喜叹息，胸胁或下腹、会阴、睾丸、阴茎等胀闷窜痛，性欲下降，性功能减退，脉弦。

（2）肝阴亏虚：是指阴液亏虚、肝失濡润的证候。

临床表现：头晕眼花，两目干涩，视力减退，性欲亢进，颧红，或胁肋灼痛，五心烦热，舌红，少苔，脉细数。

（3）肝血不足：是指肝血不足所表现出来的证候。

临床表现：精神不振，面色少华，眩晕耳鸣，爪甲不荣，夜寐不佳，失眠多梦，视物模糊，肌肉瞤动，手足震颤，性功能减退，性欲下降，舌淡，苔白，脉弦细。

（4）寒滞肝脉：是指寒邪凝滞肝脉而表现出来的证候。

临床表现：少腹牵引睾丸坠胀冷痛，阴茎、阴囊、睾丸等部位疼痛牵引腹股沟、腰骶等部位疼痛不适，时伴胁肋胀痛、胸胁满闷不舒等，舌淡，苔白，脉弦。

（5）肝经湿热：是指湿热蕴聚肝经的证候。

临床表现：胁肋胀痛，或阴部潮湿、瘙痒，阴器肿胀疼痛，舌红，苔黄腻，脉滑数。

四、脾病辨证

歌曰：
脾主运化，
后天之本，
气血乏源，
肾精亏损。

在中医男科理论体系中，脾病辨证的地位相对不如肾病辨证。

脾脏病证以虚证为多，故有“实则阳明，虚则太阴”之说。脾病之虚，多是阴气或阴津的亏损。

在中医男科中，与脾病有关的辨证有：

（1）脾气虚：脾气不足，运化失常，气血生化无源。

临床表现：食少纳呆，食后脘腹胀满，大便溏薄，少气懒言，四肢倦怠，消瘦，面色萎黄无华，舌淡，苔白，脉缓弱。

（2）脾阳虚：脾阳虚则运化无权。

临床表现：纳减腹胀，脘腹疼痛而喜按喜温，口淡不渴，四肢不温，大便稀溏，或肢体浮肿，小便不利，或白浊，或淋病，舌质白嫩，苔白滑，脉沉细或迟弱。

（3）脾阴虚：脾津亏损，气血生化无源。

临床表现：不思饮食，便秘难解，尿频而短，面黄肌瘦，精少，阳事不兴，舌红少津，苔薄，脉细或浮涩。

（4）湿热蕴脾：此为脾病实证，临床上比较少见。

临床表现：脘腹痞闷，呕恶厌食，大便溏泄，小便短赤，或湿热留伏阴中，血淋、血尿，或痰湿郁结精室，导致子痰、子痈、囊肿等，舌苔黄腻，脉濡数。

五、膀胱病辨证

歌曰：
膀胱器官，
不分男女，
贮存尿液，
生活必需。

在中医男科中，与膀胱有关的辨证有：

（1）膀胱湿热：是指湿热侵袭，蕴结膀胱的证候。

临床表现：尿频、尿急、尿痛，小便灼热，短赤黄少，小腹胀闷，甚或尿有砂石，或伴有寒热腰痛，舌红，苔黄腻，脉滑数。

（2）膀胱蓄水：是指膀胱气化失司，水蓄膀胱的证候。

临床表现：小腹膨大、胀急作痛，小便不利。

总之，在考虑膀胱疾病的时候，要把其放在中医的理论体系中，通盘考虑，方能为患者提供合理的治疗方案。

六、精室病辨证

歌曰：
精室功能，
生育繁衍，
肾精盛衰，
密切相关。

在中医男科理论中，与精室有关的辨证有：

（1）湿热阻滞精室：是指湿热侵袭，蕴结于精室的证候。

临床表现：会阴部灼热胀痛，遗精，或精液中夹脓液，阴部瘙痒、糜烂，舌红，苔黄腻，脉滑数。

（2）痰湿阻滞精室：是指痰湿之邪阻滞精室的证候，又称痰阻精室证。

临床表现：精稀，阳痿，性欲低下，肥胖乏力，舌淡，苔白腻，脉滑或濡缓。

（3）瘀阻精室：是指瘀血阻滞精室的证候，又称精室瘀阻证。

临床表现：会阴部固定刺痛、拒按，或有肿块，或精少，或阳痿，或射精刺痛，或为血精，舌紫暗或有斑点，脉弦涩。

（4）瘀浊阻滞精室：是指瘀血痰浊等邪阻滞精室的证候，又称精室瘀浊证。

临床表现：会阴部肿胀、刺痛、拒按，小便不畅甚至尿闭，或便后有脓血、白浊脂液经前阴流出等。

精室病的辨证，对于前列腺疾病、男性不育证，有重要的临床意义。

七、兼病辨证

在中医男科理论中，常见的兼病辨证有：

（1）肝肾阴虚：是指肝肾阴液亏耗，虚阳内扰的证候。

临床表现：头目晕眩，耳鸣健忘，失眠多梦，腰膝酸软，胁痛，五心烦热，颧红盗汗，口干咽燥，梦遗，甚或阳强，性欲亢进，舌红少苔，脉细数。

（2）脾肾阳虚：是指脾肾阳气亏虚，虚寒内生的证候。

临床表现：形寒肢冷，面色㿠白，腰膝冷痛，大便溏薄，小便清长或不利，或兼面浮肢肿，早泄、滑精、阳痿，舌质淡胖，舌苔白滑，脉弱或沉迟无力。

（3）心肾不交：是指因心肾水火既济功能失调所表现出来的证候。

临床表现：心烦不寐，失眠多梦，头晕耳鸣，健忘腰膝酸软，时发梦遗，性欲偏亢，伴五心烦热，口咽干燥，舌红少津，少苔，脉细数。

（4）肺脾气虚：是指肺脾两脏气虚的证候。

临床表现：食欲下降，腹胀便溏，久咳不止，气短而喘，痰多稀白，精神不振，声低懒言。早泄、滑精，性欲下降，勃起无力，甚至阳痿不起，舌淡，苔白滑，脉细弱。

（5）肺肾阴虚：是指肺肾阴液亏虚，虚热内扰的证候。

临床表现：久咳声嘶，痰少而黏，或痰中带血，形体消瘦，腰膝酸软，或伴颧红骨蒸，潮热盗汗。时发梦遗，早泄，性欲偏亢，舌红，少苔，脉细数。

（6）心脾两虚：是指心血不足，脾气虚弱的证候。

临床表现：早泄、遗滑，性欲低下，勃起无力，甚至阳痿不举。伴心悸易惊，失眠多梦，健忘眩晕，面色少华，食欲不振，神倦乏力，舌质淡嫩，脉细弱。

第四节 气血辨证

歌曰：
气是基本能量，
血可输送营养，
气血相互为用，
得病互相影响。

一、气血辨证的概念

气血辨证，是一种内伤杂病的辨证方法，即以气、血的病证为纲进行辨证。

气血辨证，是运用中医气血理论，对四诊所得及临床资料进行综合分析，以判断气血病变状态，为治疗提供依据的辨证方法。

气血辨证，是分析气、血的病理变化。临床上有气病者、血病者，也有气、血同病者。

气血辨证，着重于分析疾病与气血的关系，确定病变是否在气或在血，继而判断气血的虚实盛衰，临床常需与脏腑辨证结合使用。

气血辨证，尚需结合八纲辨证，以进一步确定气血病变的性质，如气虚、血虚为虚证，气滞、气逆、血瘀为实证，血热属热证等，均是两种辨证方法结合运用的结果。

二、关于气病和血病辨证

气血辨证包括气病辨证、血病辨证等内容。

气是脏腑组织的机能活动，其病理变化多表现为各脏腑组织机能的不足或障碍。

1. 气病

最常见的有气虚、气陷、气滞、气逆。

①气虚

临床表现以精神倦怠，四肢乏力，脉虚无力等全身功能活动低下的症状为主。

②气陷

临床表现：以脘腹胀坠、脱肛久泄、神疲乏力、舌淡苔白、脉弱为主。

③气滞

临床特征：胀闷疼痛，据气滞部位的不同，胀痛部位也有区别，如肝郁气滞一般为胸胁胀痛，胃气郁滞则为胃脘胀痛。

④气逆

临床常见：咳嗽气喘为主的肺气上逆，以呃逆、嗳气为主的胃气上逆，以头晕目眩、头痛、昏厥为主的肝气上逆三种气逆证。

2. 血病

最常见的有血虚、血瘀、血热、血寒。

①血虚

临床表现：头晕眼花，心悸失眠，手足发麻，面色萎黄无华，爪甲淡白，舌淡，脉细等。

②血瘀

临床特征：固定性刺痛、拒按，甚者有肿块，面唇晦暗，舌有瘀点、瘀斑，脉涩等。

③血热

临床表现：温热病可为高热，神昏，咳血、吐血、尿血、衄血，或皮肤斑疹，舌红绛，脉弦数等。一般杂病可为各种出血或皮肤痒疹等。

④血寒

临床表现：手足或少腹冷痛，手足厥冷，色青紫，妇女月经衍期，痛经，经色紫暗夹有血块，舌暗淡，苔白，脉沉涩等。

三、关于气血同病辨证

在中医理论体系中，气血相伴而行，两者互相影响，所以，气血同病更加多见。气血同病辨证，是用于既有气的病证，同时又兼见血的病证的一种辨证方法。气和血具有相互依存、相互资生、相互为用的密切关系，因而在发生病变时，气血常可相互影响，既见气病，又见血病，即为气血同病。

就中医男科来说，常见的辨证有：

1. 气血两虚

是指气虚、血虚所表现出来的证候。由于先天不足，体弱失养，或久病失于调护，致脾胃虚弱、化源不足所致。

临床表现：性欲下降，早泄，遗滑，勃起无力，甚至阳痿；精弱，精少，甚至不育；精浊，尿浊；伴少气懒言，面色少华，乏力自汗，舌淡，苔白，脉细无力。

2. 气滞血瘀

是指由于局部气机郁滞而致血运失畅，或因外伤导致局部气血瘀滞，或其他原因所致气血失畅，局部气郁血瘀的证候。

临床表现：多表现为局部的疼痛症状，如阴茎、睾丸、附睾、精索、输精管、阴囊、会阴、腹股沟、下腹、腰骶等部位的疼痛，疼痛性质多为局部的胀痛、刺痛，多呈阵发性或一过性疼痛。

3. 气虚血瘀证

是指由于气虚导致血运无力而出现的瘀血证候。多由于久病、重病之后体弱气虚所致。

临床表现：多表现为局部瘀血症状，如睾丸、阴囊、腹股沟、会阴等部位的疼痛，伴体虚气弱，神疲乏力，少气懒言，动辄汗出，舌质淡，脉细弱。

另外，其他辨证形式，在临床应用中也较常见，如三焦辨证之中下焦湿热证、津液辨证之痰湿郁阻证等，可结合脏腑辨证。

第七章
中医男科疾病治疗

第一节 临床辨证思维

歌曰：
临床面对病人，
如何辨证论治？
必须详察病情，
明确病因病位。

一、详察病情

在男科疾病的诊治过程中，必须详细、客观地收集四诊资料，这是全面分析病情、取得正确辨证和诊断的客观依据。

在临床上，许多典型证候，诊治比较容易，但有些疾病，若临床表现不典型，就会出现“真热假寒”或“真寒假热”及虚实夹杂之假象，常不易分辨。

比如，在淋证的诊断中，首先就应分清虚实，因为虚实不同，治法及用药均不同，预后亦有区别，正如《证治汇补》所说：“淋有虚实，不可不辨。”因为淋证新病多实，膀胱湿热；久病多虚，脾肾亏虚。

总之，为了明确诊断，详细地诊察是必不可少的步骤。

二、辨证求因

男科疾病的临床表现复杂多变，在辨证过程中必须辨明最能反映其病理本质的主要证候，因其对病情发展起主导作用。

确定主症后，再结合其他兼症、舌苔、脉象等，才能准确地辨证求因。

例如阴茎勃起障碍一症：

有因禀赋不足，或房劳过度，终致肾气不足，命门火衰而成；

有因脾胃虚弱，中气不足，气血虚少，宗筋失养而致；

亦有因精神紧张，思虑过度，肝气郁结而致；

还可因过食辛辣及膏梁厚味，湿蕴化热，湿热下注，伤及筋脉而致；

也可因痰凝血瘀，阻于经络，阴茎供血不足，失于充盈，而致本症。

总之，以上种种原因，均可导致阳痿，这就需要结合临床症状及舌苔脉象，以主要症状为中心，根据各种病因的不同特点，探求其原因所在，从而为治疗提供依据。

三、确定病位

通过详察病情，辨证求因，可明确疾病的病因病机。但是，如果想给出治疗方案，还要把疾病的病位落实到脏腑的层面，才能准确处方用药，为此，就要以脏腑辨证为纲。

确定病位，有助于明确病证的性质，治疗方法亦有差别。

例如，男子不育证：

若因少精症所致，病变多属肾气不足，病位在肾；

若因精液不液化而致，多为湿热下注于精室，精液经受煎熬，病位在精室；

若因纳谷不佳，生精乏源，致肾精失充出现不育，则病位在脾、肾；

若因精神抑郁、情志不畅，或筋疝所致不育，则病位在肝、肾，旁及气血。

另外，由于肾主生殖，而男科疾病的病位常位于肾，而肾的精气又宜盛不宜虚，所以肾虚是男科疾病的基本病机。

如肾气虚，可发生精冷、早泄、遗精等；

肾阳虚，则可出现阴冷、阳痿、不育等。

因此，只要抓住肾虚这一关键，精、室、育类病变大多可以准确辨证。当然，肾虚还应明确阴虚、阳虚或阴阳俱虚，以详察其因，方治之得当。

第二节 中、西医治疗选择

歌曰：

西医有强项，

中医有特长，

中西医并重，

人人保健康。

应该选择中医治疗，还是选择西医治疗？

我们先讲讲西医的优势，西医的强项表现在以下两个方面：

第一，生命支持系统。强大的生命支持系统是延续生命的强力手段，这是中医很难达到的。

如果心脏功能衰竭了就用体外循环支持。

如果肾脏功能衰竭了就用肾脏透析支持。

如果肺脏功能衰竭了就用呼吸机支持。

如果肝脏功能衰竭了就用人工肝支持。

西医强项的第二个方面是对器质性病变的手术治疗。

对于器官的病变可以采取直接切除的方法。早期的恶性肿瘤，如甲状腺、乳腺、食管、胃、结肠、直肠、肾、肺、膀胱等部位的早期肿瘤，手术切除后的疗效绝大部分是符合预期的。

骨折、骨病手术也已经成了骨折治疗的首选。

什么情况选择中医呢？

除以上情况外，不需要生命支持且没有手术指证时，中医治疗就明显地具有优势了。特别是，如果病人感觉有明显症状，却又查不到器质性病变，或者是可逆的病理改变，这些情况就是中医治疗的擅长领域。

第三节 治则治法

一、治则

歌曰：
治疗原则，
简称治则，
用之不当，
南辕北辙。

治疗原则，简称治则，《素问》称之为："治之大则。"

治则，是中医治疗疾病的法则，包括治疗原则和方法两个内容。从整体观念出发，在阴阳五行学说指导下，将四诊所得进行分析、归纳，辨析出证候，然后根据证候制定出相应的治疗原则和方法。

治疗原则，也是处方用药的方向，即使辨证再准确，如果用药方向不对，则是犯了虚虚实实之戒，犹如南辕北辙，当然得不到理想的疗效。

中医总的治则，《素问》说："调其阴阳，不足则补，有余则泻。"

所以，中医治病，又称为"调理"。

中医治疗的总目标是什么？《素问》说："阴平阳秘，精神乃治。"

中医总的治疗禁忌是什么？《素问》说："无盛盛，无虚虚，而遗人夭殃；无致邪，无失正，绝人长命。"

治则是临证制方遣药的依据，其内容颇为丰富，千百年来，一直在防治疾病上发挥着积极的指导作用。中医学有一整套比较完整和系统的治疗原则理论。

现将国家标准中的治则列举如下：

急则治标，缓则治本，标本兼（同）治；

因时制宜，因地制宜，因人制宜；

扶正祛（达）邪，扶正固（培）本，祛邪扶（安）正；

攻补兼施：先攻后补，先补后攻，寓攻于补（补中寓攻，寓补于攻，攻中寓补）；

正（逆）治法：寒者热之，即温热祛寒。热者寒之，即寒凉清热。虚则补之，实则泻之；

反（从）治法：寒因寒用，热因热用，塞因塞用，通因通用；

调理（平）（整）阴阳：从阴引阳（阴中求阳）；从阳引阴（阳中求阴）；

虚者补其母，实者泻其子。

二、治法

歌曰：
治疗方法，
简称治法，
丰富多彩，
常用八法。

治疗方法，简称治法，顾名思义，就是治疗疾病的方法。

治法分两种：一种是治疗大法，另一种是具体治法。

最常用的治疗大法有：汗、吐、下、和、温、清、补、消八法。

以上八法，根据临床病症的具体情况，可单用亦可两法或多法互相配合使用，以病情需要为原则。

治则与治法的关系是：治则是用以指导治疗方法的总则，而治法是在治则指导下制定的治疗疾病的具体方法，它从属于一定的治疗原则。

例如，各种疾病从邪正关系来说，不外乎邪正斗争、消长、盛衰的变化。因此，在治疗上，扶正祛邪就成为治疗的基本原则。

在这一总的原则指导下，根据具体情况所采取的益气、养血、滋阴、补阳等方法，就是扶正的具体方法，而发汗、吐、下等方法则是祛邪的具体方法。

三、调补脏腑

1. 补肾

歌曰：
补肾方法有很多，
辨证论治很重要，

药物多种勿滥用，
对证选用才有效。

（1）补肾壮阳

补肾，是笼统的提法。无论何种治疗方法，能够纠正肾阳不足、命门火衰，方才称为壮阳法。

在了解壮阳法的作用前，先复习一下肾阳虚的表现：畏寒肢冷，面色皖白，舌淡苔白，脉沉弱。

壮阳法的作用是补肾阳之不足，补益命门之火，振奋机体阳气。

涉及的常见疾病有阳痿、早泄、遗精、天宦、精冷、不射精、精癃等，以上疾病，只要出现了阳虚证，就可以大胆使用壮阳法。

常用药物有肉桂、附子、鹿茸、巴戟天、补骨脂、仙茅、淫羊藿等。

代表方剂有金匮肾气丸、右归饮、五子衍宗丸、二仙汤等。

临床上应用本法时，可适当选用鹿角胶、海狗肾、紫河车、羊睾丸等血肉有情之品，以增助阳填精之功。

运用本法时，常配以熟地黄、山茱萸、当归、枸杞等滋阴养血药物，补阳中兼补阴，使阳得阴助，阴得阳化，阳有所附，则阴阳协调，病证可愈。

（2）滋阴补肾

肾阳虚主要是指功能的下降，肾阴虚则是指物质层面的缺少。

随着年龄的增长、身体机能的下降，中医认为，当男性 48 岁以后，肾气逐渐损耗，特别是 56 岁以后，天癸竭，肾阳会逐渐不足，这时治疗的主要措施才是补肾壮阳。

小于 56 岁，特别是小于 48 岁，由于性活动比较频繁，物质层面的缺少会越来越大，临床上更为常见的是肾阴虚。

这时，就要应用滋阴补肾的方法，方能滋肾水、降虚火，物质层面补足了，虚热得降，肾阴得滋，阴阳平衡，患者才能康复。

由于肾阴属于先天之水，所以临床上不会很快补足，需要缓缓图功，疗程较长，起效不显，尤显医生的功力。

同时，患者也要相信医生，不可峻补，反而损伤脾胃。补不得法，反而达不到应有的疗效。

在了解滋阴法前，还是先了解一下肾阴虚的表现：潮热盗汗，五心烦热，舌红少苔，脉细数等。

涉及的常见疾病有：遗精、早泄、阳强、精浊、不射精等。

应用本法，能补肾阴之亏虚，使机体阴液恢复，阴器得以濡养，精液得以补充。

常用药物有：何首乌、熟地黄、枸杞、山茱萸、女贞子、沙参、麦冬、龟甲、阿胶等。

代表方有六味地黄丸、大补阴丸、左归饮等。

若阴精亏损，阴不敛阳，致阳失潜藏，可出现阴虚阳亢之候，治宜大补真阴，并于滋阴之中，加入降火之品，如知母、黄柏等，及潜阳之品，如生龟甲、生龙骨、生牡蛎等，以达滋阴降火之目的，常用方有知柏地黄丸、大补阴丸等。

滋阴药多滋腻碍胃，故常加健脾行气或消食导滞之药，如陈皮、木香、鸡内金、山楂等，有利于脾胃的吸收功能，利于患者的早日康复。

（3）补肾填精

如果肾精充足，骨髓便充实健壮，肢体活动轻捷有力；反之，肾精不足，就会引起骨髓发育不良，骨软无力。

肾精不足，为肾精亏虚、发育生殖等功能减退所致的病症。多由先天发育不良，禀赋不足；或后天调摄失宜，房事过度，大病久病伤肾等引起。

本证当与肾阳虚、肾阴虚证辨别。

三证均为肾虚证，但是，肾阳虚证、肾阴虚证有明显的寒象与热象，而本证一般无明显寒象或热象，仅以生长发育、生殖功能严重减退为特征，病情有轻重之别。

肾精不足证的特征是：有严重的生长发育迟缓，或严重的生殖功能减退的临床表现。

肾精不足证的常见表现是：年少早衰，腰酸耳鸣，发脱齿摇，精少不育，舌淡脉沉细等。

本证涉及的常见疾病有天宦、精冷、子隐等。

肾精不足的治法是补肾填精。

应用本法，则肾精得补，肾气得固，消除肾精亏虚症状，恢复正常机能。

常用药物有熟地黄、枸杞、紫河车、龟甲、鳖甲等。

代表方有六味地黄丸、肾气丸、龟鹿二仙胶、河车大造丸等。

本法常用血肉有情之品，以填补肾精，并注意与食物补养相结合，或加黄芪、党参、白术等补气之品。

（4）固肾涩精

精关也称精窍，指射精管口。中医认为，精窍为泄精之窍，溺窍为排溺之窍，正如《医经精义》说："前阴有精窍，与溺窍相附，而各不同。溺窍内通于膀胱，精窍内通于胞室。"

肾藏精，赖肾气的固摄，精得以藏。

气血津液，是濡养人体的基本物质，不断消耗，又不断得到补充，盈亏消长，周而复始，是为正常。

如消耗过度，则滑脱不禁，必须采用固涩收敛之法。

固肾涩精，是中医固涩法之一。是指运用具有收涩作用的药物，治疗肾虚不固所致的遗精、滑泄病证的治法，又称涩精法。

在中医男科临床上，本法主要适用于肾气不固、肾虚不能藏精、精关不固而致遗精、早泄、滑精、精浊等。

滑泄为其标，肾虚方为本，故应根据肾阴虚或肾阳虚的征象，予以滋补肾阴或温补肾阳，再加用涩精止遗的药物，如龙骨、牡蛎、莲须、桑螵蛸、金樱子、芡实、沙苑子、菟丝子等。

常用方有金锁固精丸、桑螵蛸散、水陆二仙丹等。

应用本法时注意，凡因实邪如湿热、热毒而致滑泄，不宜使用本法。

另外，涩精止遗为治标之法，仅在肾虚滑泄时配合应用，如病因未除，则疗效不显。

（5）交通心肾

交通心肾法，是指使用有滋肾阴、敛肾阳、降心火、安心神作用的方药，以滋阴潜阳、交通心肾，治疗心肾不交证的治法。

心肾相交的状态是什么样的？

心为火脏，心火下温肾水，使肾水不寒；

肾为水脏，肾水上济心火，使心火不亢。

水火既济，则心肾阴阳得以协调，故有"心肾相交"或"水火既济"之称。

若肾水不足，心火失济，则心阳偏亢；或心火独炽，下汲肾水，致肾阴耗伤，两者均可形成心肾不交的病理变化。

心肾不交的常见表现有心烦不寐、心悸不安、腰膝酸软、五心烦热、咽干口燥、舌红少苔、脉细数等。

心肾不交，涉及的男科疾病有遗精、早泄、阳强、不射精等。

心肾不交的治法是交通心肾，使心火得以降，肾水得以滋，心神得以安，水火既济，心肾交通而愈。

常用药物以治心肾两脏为主。泻心火：黄连、栀子、竹叶、莲子心等；补肾阴：生地黄、熟地黄、山茱萸、枸杞子、天门冬、阿胶、鸡子黄等。

常用方有交泰丸、黄连阿胶汤、六味地黄丸等。

临床上用药时，常用肉桂取其引火归元，并加人参、茯神、远志、龙眼肉、龙骨等，以养心安神。

中医男科临证时，可根据肾阴虚、心火旺的偏盛情况，随证加减，一般以补肾滋阴为主，辅以降火之药。

2. 疏肝

肝藏血，主疏泄，司血海，体阴而用阳，喜条达而恶抑郁。

若情志不遂，肝木失于条达，肝体失于柔和，以致肝气横逆、郁结，呈现种种病变。

涉及的男科疾病有阳痿、疝气、乳疬、不育等。

常见的症状有睾丸胀痛、胸闷不适等。

疏肝理气，即疏肝，是指疏散肝气郁结的治法。

疏肝理气具有疏理肝脏气机、恢复肝脏功能的作用。

根据肝郁及之后的变化，男科常用的疏肝法有：

（1）疏肝解郁法

肝主疏泄，治宜疏肝解郁，则可疏通气血，调节情志。

常用药物有柴胡、香附、郁金、青皮、川楝子、荔枝核、橘核、乌药等。

代表方有逍遥散、柴胡疏肝散等。

肝郁乘脾，脾运失健，可加健脾药。

（2）疏肝清热法

肝郁化火，治以疏肝理气、清肝泻火。

常用药有川楝子、牡丹皮、栀子、黄芩、桑叶、夏枯草、菊花等。

代表方有丹栀逍遥散、龙胆泻肝汤等。

（3）疏肝清热利湿法

肝郁乘脾，运化失司，水湿内生，郁而化热；或肝经湿热下注。治宜疏肝清热利湿。

常用药有龙胆草、车前子、柴胡、黄芩、黄柏、栀子、泽泻、茵陈等。

代表方有龙胆泻肝汤、泻热汤等。

3. 健脾

健脾，是补法之一，亦称补脾、益脾，指健运脾气的一种治法。

脾失健运，可致气血不足，或水湿内生。

脾气虚弱的常见证候有面色萎黄、疲倦乏力、少气懒言、食欲不振、食后腹胀、大便溏薄，舌淡苔白，脉缓弱等。

常用药有党参、莲子、白术、茯苓、山药、薏苡仁等。

常用方有参苓白术散。

就中医男科来说，常用的健脾法有健脾养血、健脾除湿等法。

（1）健脾养血法

脾虚运化失司，气血生化之源不足。

常用药物有人参、白术、茯苓、莲子肉、山药、黄芪等健脾益气，辅以熟地黄、当归、枸杞子、白芍、制首乌，共奏气血双补之功。

常用方有八珍汤、圣愈汤等。

（2）健脾除湿法

脾主水湿，主运化，脾虚水湿下注，或津液凝聚为痰，可发生子痰、阴茎痰核、水疝等病。

治当健脾益气，与利水渗湿同施。

常用药有党参、茯苓、苍术、白术、陈皮、大腹皮、泽泻、薏苡仁、赤小豆、砂仁等。

代表方有白术散、参苓白术散等。

或于六君子汤中，加入苍术、藿香、厚朴、炒薏苡仁等。

（3）补益心脾法

脾为气血生化之源，又具统血功能。

脾气虚弱，生血不足，或统摄无权，血溢脉外，均可导致心血亏虚。

心主血，血充则气足，血虚则气弱。

心血不足，无以化气，则脾气亦虚。

心脾两虚，可致阳痿、不射精、不育等，

常见的症状有心悸怔忡，失眠多梦，食欲不振，神倦乏力，舌质淡嫩，脉细弱。

治当补益心脾，以补养心血、安神定志、健脾益气。

常用补气健脾药物有人参、白术、茯苓、山药、甘草等，加入补血之当归、熟地黄、枸杞、制首乌、阿胶，及安神定志之酸枣仁、远志、龙眼肉、茯神等。

代表方有归脾汤、四物汤、当归补血汤等。

（4）健脾和胃法

脾虚而胃纳不佳者，常用药物有清半夏、陈皮、砂仁、鸡内金、炒谷芽、炒麦芽、炒山楂等。

常用方有香砂六君子汤、六君子汤等。

（5）健脾升阳法

脾虚气弱，中气下陷，可见早泄、精浊、精癃等，应重用黄芪、人参、白术等补气之品，少佐升麻、柴胡，以升举阳气。

常用方有举元煎、补中益气汤等。

总之，脾胃为后天之本，脾胃健旺，则方药能受，药力能行，水谷精微亦能转输布散，气血精津化生有源。因此，临床上用药时，应注意对脾胃的调护，补益不宜过于滋腻，温散不可过于辛燥，更不宜用克伐之品，以免耗损中气，影响脾胃运化。

4. 调理气血

气属阳，血属阴，具有互根互用的关系。

血属阴而主静，血不能自行，有赖于气的推动，气行则血行，气滞则血瘀，故常活血与行气法同用。

就中医男科来说，最常用的是行气活血化瘀。

血在脉管中运行不息，流布于全身，环周不休。凡离经之血，不能及时排出和消散，停于体内，或血行不畅，壅遏于经脉之内，或瘀积于脏腑时，均称瘀血。

瘀血阻滞导致的常见男科疾病有阳痿、精浊、强中、筋疝、精癃等。

常见的症状有刺痛、紫绀、肿块、肌肤甲错、舌紫暗、脉涩。

治疗方法是活血化瘀，以通行血脉、消散瘀血。

常用药物有桃仁、红花、泽兰、王不留行、乳香、没药、当归、川芎、三棱、莪术、赤芍等。

代表方有桃红四物汤、复元活血汤、少腹逐瘀汤、失笑散等。

本法在临床应用时，常配伍行气之药，以使气行则血行，并应根据寒、热、虚、实之不同，适当选用相应药物，方易收效。

需要注意的是，本法对血虚无瘀滞者不宜使用。同时，此类药物久服伤正，应中病即止。

久病之后，经脉疏泄失常，经络阻滞，致气血瘀滞。症见睾丸硬结、少腹或会阴胀痛、排尿困难或闭塞不通。

气滞为主者，宜橘核丸、枸橘汤；血瘀为主者，用代抵当丸、活血散瘀汤。

四、温经散寒

温经散寒法是中医温法之一，是指运用温经散寒药治疗经脉凝滞、血脉不利的治法。

适用于寒邪凝滞经脉诸证，以手足不温、肢体痹痛或肢体麻木不仁等为主证。

就中医男科来说，有以下两种治法：

1. 温肝散寒

足厥阴肝经，绕阴器，抵少腹。寒邪侵袭肝经，阳气被遏，或素体阳虚，肝经寒盛，而致气血运行不利，可见到的男科疾病有疝气、阳痿、阳缩、阴冷、子痈等。

常见的症状有少腹牵引睾丸坠胀冷痛或阴囊收缩痛，受寒则甚，得热则缓，舌苔白滑，脉沉弦或迟。

治当温肝散寒，以温散肝经寒邪，透达阳气，使气血畅通。

常用药物有吴茱萸、川椒、桂枝、细辛、小茴香等。

代表方有暖肝煎、当归四逆汤、吴茱萸汤等。

本法常配伍疏肝理气之乌药、香附及益气养血的党参、白术、当归等。因寒凝肝脉，多致气血不通，故常配伍活血之品。

注意辨证确有肝经寒证者，方可使用本法。此类方药多辛燥，易耗气伤阴，故不可久服。

2. 温阳化痰

若因浊痰凝结，可见睾丸或附睾部的慢性肿块，或阴茎上的结节，局部皮色不变，不热不痛。苔薄白，边有齿印，脉濡或细滑。治宜温阳化痰散结，方用阳和汤。

若寒痰郁久化热化火，则见发红、发热、疼痛，或化脓溃破，伴纳差、潮热。舌红、苔少，脉细数。治宜清热化痰散结，方用消核丸。

五、清热解毒

热毒引起的男科疾病很多，在中医男科临床上，清热解毒法的应用，又有什么特点呢？

1. 相兼性

毒邪往往相兼为病，如湿热毒、痰湿毒等。

毒邪致病表现复杂多变，各种毒邪致病特点不一。

2. 峻烈性

致病力强，传变迅速，危害严重，极易致死，病情多呈急、危之象。

3. 顽固性

毒邪凝结气血，燔灼津液，胶着不化，缠绵难愈。

就中医男科来说，湿热蕴结，浸淫阴部，日久不愈，聚而成毒。热淫于内，热阻于血，瘀热壅积，亦可成毒。

热毒炽盛，可导致的男科疾病有子痈、囊痈、精浊、下疳、淋证、阴肿、脱囊、梅毒等。

常见的症状有阴部发热胀痛，甚则腐蚀肌体，脓血俱下，疼痛难忍，目赤口苦，渴喜冷饮，大便干结，小溲黄赤，舌红苔黄，脉数。

治当清热解毒，以解除火热邪毒壅盛于里的证候，使邪热外泄，毒气消除。

常用药物有金银花、连翘、野菊花、蒲公英、紫花地丁、紫背天葵、大青叶、板蓝根、黄芩、黄连、栀子、黄柏、大黄等。

常用方有仙方活命饮、五味消毒饮、黄连解毒汤等。

若湿郁生虫，则应清热解毒、祛湿杀虫，多配合外治，常用药有蛇床子、百部、雄黄、硫黄、苦参等。

注意本类方药多寒凉，伤正气，故宜中病即止。

六、清热利湿

在中医男科临床上，清热利湿法，是最常用的治疗方法之一。

因为男科病人的疾病属于生殖系统的范畴，无论是从三焦来分，还是从三部位来分，生殖系统当然是在下部。《疡科心得集》说疡科之症："在下部者，俱属湿火湿热，水性下趋故也。"所以，在男科湿邪和热邪是最多的致病因素。

病人的湿热来源，外因是感受湿热之邪。内因是：或嗜酒肥甘，化生湿热；或因脾胃运化失常，湿浊内生，湿郁化热，湿热蕴结。

常见的症状有尿频、尿急、尿痛、苔黄腻、脉滑数等。

治当清热利湿，有清利肝胆、膀胱、肝经、下焦湿热的作用。

本法主要应用于湿热下注所致的阳痿、早泄、遗精、子痈、囊痈、精浊、精癃、下疳、淋证、阴肿等。

常用药物有茵陈、栀子、黄柏、龙胆草、泽泻、车前草、木通、薏苡仁、萆薢等。

应用本法时，要区别湿热蕴积的脏腑和部位，施以不同的方药。

具体的治疗方法有：

1. 清肝经湿热

若肝经湿热，可见阴囊红肿热痛，睾丸肿大疼痛，小便短赤，烦躁易怒，口苦纳呆，苔黄腻，脉弦滑数。

治宜：清泄湿热，疏肝解郁。

方用：龙胆泻肝汤。

2. 利脾经湿热

若脾经湿热，阴囊内积水，口干少津，大便秘结。舌干苔少，脉细弱而数。

治宜：清热化湿。

方用：革薢分清饮。

3. 泻膀胱湿热

如膀胱湿热，尿频尿急，尿黄赤，茎中热痛，白浊。舌红，苔黄腻，脉滑数。

治宜：清热利水。

方用：八正散。

在临床上应用本法并选择用药时，尚须分析湿热偏盛情况，如湿重于热者，可用五苓散；若热重于湿者，可于上方中加重清热之品，如黄柏、栀子等；对湿热并重者，可用三仁汤。若湿热郁久，酿成热毒者，可酌加败酱草、板蓝根、蒲公英等。

另外，清热药多寒凉，易伤阳气，利湿药通利小便，易伤阴津，所以如果辨证无湿热者，不宜使用本法。

第八章
睾丸疾病

第一节 子痈

一、概述

（一）“痈”解

疽是由毒邪阻滞而致的化脓性疾病。其特征是初起如粟，不发热，胀痛，易向四周扩大。溃烂之后，状如蜂窝，发于肌肉之间。凡皮肤厚而坚韧的地方都可发生，但多发于项后及背部。

痈发在不同的部位，就会有不同的名称，如颈痈、乳痈、脐痈、肛痈、胯腹痈等。

中医男科常见的有子痈、囊痈等。

（二）子痈

是指以肾子肿痛为主要表现的痈类疾病。急性者，多因湿热；慢性者，多因痰浊。

肾子，相当于现代解剖学的睾丸和附睾，所以肾子的痈肿，也就包含了西医的急性或慢性睾丸炎或附睾炎。

如果是细菌性睾丸炎，细菌必然要通过附睾，所以两者必然会一起发病，常合称为睾丸-附睾炎。只有腮腺炎性睾丸炎，属于病毒性质的，可以只有睾丸发炎，一般不会波及附睾。

附睾炎一般没有病毒性的，绝大多数是细菌性的，可以不涉及睾丸。附睾炎较睾丸炎更为多见。无论睾丸炎还是附睾炎，均有急性和慢性之分，两种病情临床表现和治疗均有区别。

急性者常有全身表现，如发热等；慢性者，一般没有全身症状。

治疗方面，西医是使用敏感抗生素或者使用抗病毒药治疗，如果化脓了，就切开引流。

二、急性子痈

（一）定义及发病

急性子痈，是指以突发恶寒发热，肾子（睾丸）肿痛、灼热，阴囊皮肤紧张光亮，严重者可形成脓肿为主要表现的痈类疾病。

一般来说，发病时间在1个月之内，属于急性期；发病时间在3个月及以上，属于慢性期。发病时间在2～3个月属于亚急性期。

本病的临床特点是：局部光软无头，红肿疼痛（少数初起皮色不变），肿胀范围多在6～9cm，发病迅速，易肿，易脓，易溃，易敛，多伴有恶寒、发热、口渴等全身症状，一般不会损筋伤骨，也不会造成陷证。

急性子痈，相当于现代医学中的急性睾丸炎或附睾炎。主要是细菌性炎症，因为睾丸和附睾均通过输精管等与外界相通，也就有了感染机会。

急性腮腺炎性睾丸炎，属于病毒性炎症，中医对本病的命名是卵子瘟。

（二）病因病机

从西医角度来说，急性睾丸炎致病细菌的来源，除了少数从外界逆行而来，多为血源性感染或经淋巴途径感染，也可以与多种急性传染病伴发。

急性附睾炎大多为附睾的非特异性感染，是阴囊内最常见的感染性疾病。多因后尿道炎、前列腺炎及精囊炎沿输精管逆行感染所致，血行感染少见。

急性睾丸-附睾炎的致病菌以大肠埃希菌和葡萄球菌为多见。西医对致病菌的认识和诊断为敏感抗生素的应用指明了方向。

中医对急性子痈的病因，又是如何认识的呢？

首先是定位，因为肝脉循会阴、络阴器，肾子属肾。所以，子痈的发病，其脏腑的定位，显然与肝肾有关。

中医认为，引起急性子痈的病因是湿热。湿热之邪郁滞于肝肾之经络，经络不通，郁久化火，则成子痈。如果处理不及时，（火）热盛肉腐，血肉腐败，则又会成脓。另外，如果治疗不及时或者治疗不彻底，还会导致肝郁痰凝，瘀久成块，则又转为慢性。

引起湿热的因素有哪些？

（1）外因：坐卧湿地，郁化湿热；

（2）内因：过食辛辣炙煿，湿热内生；

(3) 不内外因：跌仆挫打，瘀久化热。

以上的病因病机，是指普通急性子痈。

(三) 急性子痈诊断

急性子痈的临床表现有以下特点：

首先，是起病急骤。病人在刚发病时，仅仅是感觉一侧睾丸或附睾有胀痛和下坠的感觉，并且在短时间内出现肿胀和疼痛。

这个时期，虽然没有化脓，依然会向上蔓延，当波及子系（精索）时，子系表现为呈条索状肿硬疼痛；因肾子是阴囊内的器官，所以当波及阴囊时，阴囊红肿灼热。

如果患者治疗不及时，或者治疗不恰当，或者疾病发展太快，肾子就会化脓。附睾炎相对于睾丸炎，更容易化脓。

肾子化脓后，睾丸或附睾肿大，压痛会更加明显，这时阴囊的皮肤会紧张光亮。

急性子痈发病时，常伴有全身症状，比如恶寒、发热、头痛、口渴、恶心、小便短赤。严重者有小便刺痛、痛引少腹等。

血常规检查示白细胞总数及中性粒细胞增高。

(四) 卵子瘟的诊断与治疗

在急性子痈病中，有一种类型，如果处理不当，会引起不育，中医称之为卵子瘟，西医称之为腮腺炎性睾丸炎。

卵子瘟，又称“肾子瘟”“子瘟”，是指肾子受疫毒侵袭而引起的肿胀疼痛，相当于西医学中的腮腺炎性睾丸炎。老少均可发病，但以青少年多见。

中医认为，其病与肝有关，多由风温疫毒循经下注肾子而引起。

西医认为，本病主要是由腮腺炎病毒经血行侵入睾丸所致。

该病大多发生在12岁以上人群。常在腮腺肿大后1周左右，腮腺开始消肿时，出现一侧或双侧睾丸肿胀疼痛，局部触痛明显，并伴有高热、寒战。本病的症状轻重不一，一般7～10天逐步消退。睾丸肿胀明显时，阴囊皮肤红热灼手。可伴阴囊皮肤水肿、鞘膜积液。

大约半数患者会有不同程度的睾丸萎缩，若病变为双侧，则因睾丸萎缩，损害生精细胞，而引起无精症，导致不育。

本病与子痈的鉴别要点是：子痈患者，肾子红肿胀痛，失治则溃烂流脓。而本病则不会化脓，有痄腮史。

中医认为，本病主要的病机是瘟毒滞于厥阴、结于肾子。

治疗方法：清肝泻热，解毒消肿。可首选的代表方剂是龙胆泻肝汤。如果睾丸胀痛明显，可加延胡索、川楝子、桃仁。若高热、寒战、口渴饮冷等热势明显者，则应首选的方剂是普济消毒饮。可以酌加龙胆草、橘核、荔枝核、延胡索等，兼服犀黄丸。

本病的后期，往往伴有水疝形成，炎症消退后可自行吸收。若经久不愈者，当疏肝理气，化湿利水，用柴胡疏肝散合五苓散加减。

卵子瘟最可怕的地方在于一旦发病，多有瘟毒伤精，只是程度不同而已。若两侧肾子均受病而萎缩，可致无精而不育。

因此，为预防对睾丸的伤害，为填补肾精、防止不育，在疾病后期瘟毒已尽时，建议到正规医院的中医男科就诊，中医师会建议坚持服用一段时间的益肾生精之品，如六味地黄丸加肉苁蓉、淫羊藿等。

在急性期，要卧床休息，避免剧烈运动，避免外力摩擦及撞伤肾子。可以用淡盐水湿冷敷局部，以阴囊托带托起阴囊。当然，最好到正规中医院，用清热消肿的药膏外敷阴囊，疗效是很肯定的。在饮食方面，忌食刺激性食物，如烟、酒、辛辣食物等。

由于卵子瘟属于痄腮的并发症，所以一旦得了痄腮，要积极治疗，尽力不让痄腮发展，使之在发病初期能够得到控制和治愈。

对于男性人群来说，应该积极锻炼身体，增强机体抗病能力。应该尽量避免接触痄腮患者。如果有了痄腮接触史，而本人没有得过本病，（本病可以终生免疫），可以使用中草药预防，比如，可以用板蓝根、大青叶各 15～30 克，水煎服；或用贯众鲜品 30～60 克，洗净煎水内服。

总之，本病由时令瘟毒所致，只要注意预防，可以减少本病的发生率或不发病。

（五）急性子痈的辨证论治

急性子痈局部常见的表现：突发睾丸或附睾肿胀疼痛，牵及腰腹，甚则阴囊红肿焮热，触痛明显。如果有全身症状，常伴恶寒高热，恶心呕吐，大便不爽，小便短赤；舌红，苔黄腻，脉滑数。

中医治则：清热解毒，利湿消肿。

常用的首选方剂是枸橘汤。

备选方剂是龙胆泻肝汤。

如果患者局部进入成脓期，则应选择方剂透脓散。并且及时请男科行手术治疗。

如果急性子痈是由于外伤引起的，中医辨证论治如下。

证候：瘀血内停，多由睾丸外伤引起。

表现：局部肿胀疼痛，连及少腹，瘀暗或青紫，渐红肿灼热；舌暗红或有瘀斑，脉弦。

中医治则：活血化瘀，清热解毒。

首选方剂：复元活血汤。

（六）急性子立痈的中医外治法

1. 外治法概述

外治法，简称外治。是指运用药物、手术、物理方法，直接作用于患者体表某部位或病变部位，而达到治疗目的的治疗方法。主要可分为药物外治法和器械手术外治法。

（1）药物外治法

是用药物制成不同的剂型，采用不同的给药方法，使药物直接作用于患处，从而达到治疗目的的方法。可分为两类。

① 外用药疗法

将药物配制加工成散剂（外用散剂）、膏药剂（又称硬膏）、油膏（又称软膏）、药捻、洗剂、栓剂、灌肠剂、雾剂、糊剂、滴剂等剂型，涂敷、粘贴、撒布、点滴、灌导、拭洗体表及孔窍局部的外治法。

具体方法有围药法、薄贴法、油膏涂敷、滴药法、吹药法、药捻法、掺药法、导药法等。

在选用时，应在辨证施治原则指导下，根据病证不同，使用不同方药加以配制。

② 药物理疗法

将药物经燃烧、煎煮、热熨等法加热后，产生温热作用，对患部进行熏、洗、熨、烘等外治法。除药物本身作用以外，还有温热的物理作用，如常用的熏法、洗法、熨法、烘法等。

药物外治法适用于躯干、肢体、孔窍的局部病症，有的也可治内脏病（如薄贴法）。

（2）手术外治法

是用各种医疗器械对患病局部进行切开、割除、刺破、烙、拨等的外治法。此法一般不用药物，适用于痈疽、疮疡、眼病（胬肉攀睛、白内障）、鼻痔、痔漏、皮肤病等，但有的也可用治哮喘、疳积等内脏病（如割治法）。

常用的手术方法有开割法、割治法、钩割法、砭镰法、挂线法、针拨内障法、烙法。

（3）夹板固定法

既不用药物又不用手术，而是用小夹板固定骨折局部及关节，用于治疗四肢骨折的外治法。

（4）蒸汽喷射疗法

此法用于急慢性扁桃腺炎、咽炎、鼻咽疾患及口腔炎。

方法是取浓缩的岗梅根喷剂，用蒸汽机通过蒸汽的压力把雾化的药液喷射到口腔或咽喉部位，从而清热解毒。

2. 急性子痈的外治法

在选择外治方法时，要考虑其发病的阶段。在急性子痈发病后，如果还没有化脓，就可以选择以下的方法。

（1）外敷药物

① 金黄膏或玉露膏外敷，每日 1 次。

② 马鞭草捣烂外敷，每日 1 次。

③ 金黄散 6g，用鸡蛋清或蜂蜜调匀，敷于患处，每日 1 次。

④ 已溃而肿硬者，以蟾酥锭研为末，掺入金黄膏外敷，腐脱后搽玉红膏或太乙膏。

⑤ 黄柏 30g，生地榆 30g，将上药水煎成 200ml，去渣，以药液做湿热敷，每次 10min，每日 2～3 次。

⑥ 芒硝 60g、青黛 30g，为末，加入面粉，水调敷，每日 1 次。

（2）中药熏洗

① 解毒洗药，水煎洗浴，每日 1～2 次。

② 木鳖子 15g、白芷 12g、赤芍 9g、金银花 30g、连翘 21g、龙胆草 9g、苦参 9g、蒲公英 30g、黄柏 9g、甘草 6g，水煎后熏洗。

③鱼腥草 60g，水煎后趁热淋洗患部，每日 1～2 次。

如果急性子痈进入了化脓阶段，甚至自行溃破或者切开，就要到医院定期换药治疗。

在急性附睾炎期间应卧床休息。用阴囊托可以减轻疼痛。

在发病早期，可将冰袋放在附睾处，防止肿胀。后期可用热敷，加速炎症消退，减轻患者不适。在急性期间，还要避免性生活，避免体力活动，有利于减轻症状。

（七）急性子痈的食疗

由于最常见的证候是湿热下注，在选择饮食调理时，也要选择以清热解毒为主的食疗方。

（1）蒲公英粥

蒲公英 40～60g（或用鲜品 90g）、香附 6g、粳米 100g。将蒲公英洗净切碎，煎取汁水去渣，入粳米煮粥，沸后加香附，煮成粥，分为 2 次服。（《粥谱》）

（2）拨粥

薤白 15g（鲜者 60g）、葱白 2 根 、白面粉 50g（或粳米 100g）。先将薤白、葱白洗净切碎，与白面粉用冷水调匀后，调入沸水中煮即可，或用薤白、葱白与粳米同煮为粥，1 日 1 次。（《普济方》）

（3）石膏粥

生石膏 100～200g、粳米 100g。生石膏捣碎入砂锅，煮 30min 去渣取清，入粳米煮粥，候温服食，每日 3 次。（《太平圣惠方》）

（4）菊花绿茶饮

菊花 3g、槐花 3g、绿茶 3g。将上药放入瓷杯中，用沸水浸泡，密闭浸泡 5min，频饮，每日数次。（《药膳食谱集锦》）

三、慢性子痈

（一）慢性子痈定义

慢性子痈是指急性子痈后或起病缓慢者，以肾子仅有硬结、疼痛不著、不红不热，病程迁延、溃后难愈为主要表现的痈病类疾病。相当于现代医学的慢性睾丸炎、附睾炎。

慢性子痈的诊断依据是：

① 有急性子痈病史，或开始即为慢性发病过程。

② 附睾硬结，子系亦可粗肿，可有不同程度疼痛或重坠感。

与子痰的区别主要是子痰溃后流出稀薄脓液，夹有败絮状物，创口久不愈合。

与子岩的区别主要是睾丸附睾肿块，结节不平、质硬。

（二）病因病机

慢性子痈总的病因病机是由肝肾阴亏、痰湿凝聚所致，或由急性子痈转变而成。

病因有以下三个方面。

（1）外感寒湿

寒湿外侵，结于肝之经脉，肝主筋、环阴器，肝脉气血不畅，发为肾子肿痛。

（2）瘀血阻络

因跌仆外伤，肾子脉络受损，气滞血瘀。

（3）肝经余热

急性子痈经治疗后热毒渐消，但余毒未尽，或呈慢性发病。

主要表现：患者睾丸或附睾增大，形成硬结，疼痛不显著，阴囊不红不热，病程较长，数月乃至数年，亦有成脓破溃、脓稀而成窦道者，缠绵难愈。或仅表现为睾丸或附睾的硬结，微痛或微胀，轻度触痛等。

（三）慢性子痈的辨证论治

（1）外感寒湿证

主要症状：睾丸坠痛，自觉阴囊、睾丸发冷发硬，得热痛减，伴腰部酸痛；舌淡红，苔白，脉弦紧。

治则：温经散寒，行气利湿。

方药：暖肝煎。

（2）瘀血阻络证

主要症状：睾丸外伤肿胀疼痛，阴囊皮肤瘀暗，或有红肿；舌紫暗有瘀斑或瘀点，脉弦涩。

治则：活血化瘀，理气止痛。

方药：桃红四物汤。

（3）肝经余热证

主要症状：急性子痈或卵子瘟后，肾子肿痛不舒，皮色微红，伴少腹坠痛，小便短赤；舌红，苔黄，脉弦。

治则：疏肝清热，行气散结。

方药：橘核丸。

预防与护理需要注意以下几点：

（1）卧床休息，垫高阴囊，或用布带或阴囊托将阴囊托起。

（2）热痛明显时，可做冷敷，以减轻充血和疼痛。

（3）忌食辛辣刺激性食物。

（4）禁止房事。

第二节 子痰

一、中医“痰”解

中医的“痰”是指津、液因气化功能失常，在人体内逐渐积聚形成的产物，具有逐渐蓄积、流动不测、秽浊腐败、凝结积聚、遍布周身、致病广泛的特点。

痰证，主要指的是以“痰”作为致病因素，在人体内生成与积蓄所导致的中医证候。

在中医理论体系里，痰引起的疾病很多，既有内科疾病，也有外科疾病。

以“痰”命名的疾病，归纳起来，大致有以下两类：

一类是囊肿性疾病，如痰核、痰包等。

一类是疮痨性疾病，其发病由痰引起，溃破后的脓液形状也像痰，所以直接以痰命名，如流痰。

痰核，指皮下肿起如核的结块，多由湿痰流聚而成，结块多少不一，不红不肿，不硬不痛，用手触摸，如同果核状，软滑而能移动，一般不会化脓溃破。痰核大多生于颈项、下颌部，亦可见于四肢、肩背。相当于西医的慢性非化脓性淋巴结炎。

痰包，为病名，系指舌下生痰包，绵软不硬，作痛不安，甚或流出黄痰的病证。相当于西医的舌下囊肿，是由舌下腺导管阻塞、唾液潴留所引起。

流痰，是发生在骨与关节间的慢性化脓性疾病。因其成脓后，可沿组织间隙流注于病变附近或较远的空隙处形成脓肿，破溃后脓液稀薄如痰，故名流痰。相当于西医的骨与关节结核。

在中医外科学中，痰证的特点是发于皮里膜外、筋肉骨节之间，或软或硬，或按之有囊性感的包块。这些疾病有形之征，多为阴证。

二、子痰释义

“子”，就是指肾子，有睾丸和附睾之分。由于痰证多发于附睾，所以，“子痰”中的“子”主要指附睾。

所谓的子痰，就是指发于肾子（主要是发于附睾）的痰证。具体来说，子痰是指以肾子出现发展缓慢的无痛肿块，久则破溃成漏为主要临床表现的疮痨性疾病。中医男科的子痰，相当于西医的附睾结核。

三、子痰的诊断

子痰的诊断依据有以下几个要点：

（1）肾子酸胀隐痛，附睾有不规则硬结，局限于尾部或全部，并可蔓延到睾丸。子系增粗，或有串珠状结节。

（2）数月或数年后，硬结与阴囊粘连，皮色暗红，形成脓肿。

（3）溃后脓出稀薄，夹有败絮样物，疮口凹陷，形成瘘管，经久不愈。

（4）本病多见于20～35岁青壮年。

（5）血白细胞总数及中性粒细胞正常，淋巴细胞增多，血沉增快。

（6）脓液涂片可找到结核杆菌，或脓液培养有结核杆菌生长。

子痰与子岩（癌）的鉴别点是后者早期无明显不适，睾丸肿硬沉重，后期表面高低不平，可伴腹股沟淋巴结肿大及其他部位转移的表现。

子痰与慢性子痈的鉴别点是后者常见于急性子痈后，或呈慢性起病，睾丸附睾隐痛坠胀、触痛，一般不会溃破。

四、子痰的西医诊疗

子痰，相当于西医学的附睾结核，又称为结核性附睾炎。

附睾结核最大的危害是附睾管和近端输精管不全或完全梗阻，可表现为少精或无精而导致不育。

西医诊断的依据如下：

（1）多见于中青年男性，常伴有泌尿系结核或肺结核，病程缓慢。

（2）常在附睾触及大小不等、凹凸不平、压痛不明显的肿块，输精管可有串珠样结节，重者可形成寒性脓肿、窦道。

（3）尿及窦道脓液，结核菌培养或涂片可呈阳性。

（4）血沉明显增快，结核菌素试验阳性。

（5）B超及X线片检查可发现泌尿生殖系统、肺结核病灶。

治疗原则：早期附睾结核可采用药物治疗缩小结节。若病变较大，并有脓肿形成，或药物治疗效果不明显，则可行手术治疗。

常用的治疗药物是抗结核药。

手术治疗的适应证如下：

（1）局部干酪样坏死严重，累及睾丸，病变较大并有脓肿形成，或药物治疗效果不明显，则可行附睾切除。

（2）睾丸有病变，病变靠近附睾，则可连同附睾将睾丸部分切除。术中应尽量保留睾丸。

本病的预后情况：早期附睾结核患者可治愈。若双侧附睾切除，则自然生育能力随即丧失。

本病的日常护理如下：

（1）应当积极从事体育锻炼，增强体质，并且注意休息，防止过劳，避免重体力劳动。

（2）遵医嘱用药，注意药物用法、剂量、疗程和注意事项，勿随意停药，如有异常及时就诊。

（3）定期门诊复查。

本病的饮食调理如下：

（1）增加营养，以清补为主，宜食富含蛋白质类食品。

（2）多食新鲜蔬菜和水果，以保证维生素的摄入量，促进消化，排便通畅。

五、子痰的中医治疗

1. 辨证论治

（1）浊痰凝结

症状：见于初起硬结期。肾子处酸胀隐痛，附睾硬结，子系呈条索状肿硬；无明显全身症状；苔薄，脉滑。

治法：温经通络，化痰散结。

方药：阳和汤加减，兼服小金丹。

（2）阴虚内热

症状：见于中期成脓期。数月或一年后，肾子坏死化脓，肾子与阴囊皮肤粘连，阴囊红肿疼痛；可伴低热，盗汗，倦怠，颧红，消瘦；舌红少苔，脉细数。

治法：滋阴清热，除湿化痰，佐以透脓解毒。

方药：滋阴除湿汤合透脓散加减。

（3）正虚成漏

症状：见于晚期溃后瘘管期。脓液穿破阴囊后，流出稀薄脓水，夹有败絮样物质，疮口凹陷，形成瘘管，愈合缓慢，或虽愈合，反复发作，全身虚热不退；病久不愈，甚则面色㿠白，形寒肢冷，腰膝酸软，阳痿或不育；舌淡，苔白，脉沉细无力。

治法：补气养血，温补肾阳。

方药：先天大造丸加减，兼服小金丹。

2. 外治法

（1）未成脓者

消肿散结，外敷冲和膏，每天1～2次；或用葱归溻肿汤坐浴。

（2）已成脓者

切开引流。

（3）切开初期

选用拔毒化腐药制成药线或引流条局部应用，脓毒腐肉排净后再选用生肌药收口。

（4）慢性窦道形成者

选用化腐药物制成药线或药条，置入窦道，腐蚀窦道壁，达到腐去新生、促进愈合的目的。

3. 其他治疗

（1）中成药

① 阳和丸，每次6g，每日2～3次。用于阳虚寒凝。

② 小金丹，每次2～5丸，每日2次。

（2）手术

严重者或久治不愈者可行附睾切除术。

（3）食疗方

① 昆布海藻煮黄豆

昆布30g、海藻30g、黄豆30～60g。加水适量，共煮至熟烂，加盐或糖食用，

1 日内分 2～3 次服。

② 瓦楞子蒸鸡肝

瓦楞子 3g、鸡肝 1 具。将瓦楞子研细末，与鸡肝拌匀，隔水蒸熟，每日 2 次。

③ 梅橘汤

梅花 6g、橘饼 1～2 个。煮汤食用，日 1 次。

④ 金橘柑核饮

红皮蒜 2 个、柑核 50g、金橘 2 个、白糖 50g。用水 2 碗，煮成 1 碗，趁温服，每日 3 次。

第三节 子岩（癌）

诗曰：

睾丸肿瘤发病低，

恶性病变更稀奇。

手术切除是首选，

中医治疗重调理。

在男性的恶性肿瘤中，睾丸恶性肿瘤的占比并不高，为1%～2%。在其病理类型中，绝大部分是精原细胞瘤，生长速度较慢，预后一般较好。

中医认为，睾丸恶性肿瘤属于“子岩”范畴，属于癌病类疾病。其临床特点是：肾子（睾丸）上出现无痛性的坚硬肿块，增长迅速。

具体来说，有以下诊断依据：

（1）多发于20～40岁，早期一般无明显不适。

（2）睾丸肿大，呈球形，坚硬沉重，晚期表面不光滑，可触及结节。

（3）透光试验阴性。

（4）用B型超声波与CT检查可发现阴囊内占位性病变。

（5）晚期可出现腹股沟淋巴结肿大，腹膜后及肺部转移。

如果要明确病理类型，还要做病理切片检查。

诊断明确了，应该如何治疗呢？

西医的治疗首选手术切除，然后是化疗。

中医如何治疗呢？

在现代的中医院里，要先去看男科，仍然是以西医治疗为主，如手术、化疗。然后，就是辨证论治，一人一方，仔细调理。

如果是气滞血瘀证，治法是行气活血，化瘀消癥。

如果是痰浊凝聚证，治法是疏肝健脾，化痰散结。

睾丸肿瘤患者无论是良性还是恶性，均要到正规医院就诊，绝大部分的预后是比较理想的。

第四节 子隐

诗曰：

子隐因为肾不足，
阴囊里面睾丸无，
中医虽然有办法，
首选还是做手术。

中医认为，睾丸是肾子的一部分，所以，隐睾中医称为子隐。属于中医“天宦”的一种，相当于西医的“隐睾”，又称为睾丸下降不全。

先天禀赋不足，肾气未充，肾子的发育受到影响，不能降入阴囊，而形成子隐。

如果能够及时发现，及时做B超检查以确定睾丸停在了什么地方，及早治疗，对孩子未来发育的影响还是比较小的。

中医治疗原则：整体观念，辨证论治。根据患者的表现，或为肾精不足，或为肾阳亏虚，给予相应的中药治疗，也是有一定效果的。

在男孩2～3岁时，可以考虑使用绒毛膜促性腺激素（HCG）治疗或者中医治疗。如果超过了以上的年龄，要抓紧时间安排手术方为得当之策。手术的目的是把睾丸尽量下降到阴囊内。

第九章
阴囊疾病

第一节 囊痈

一、囊痈的诊断

诗曰：
生活水平在改善，
阴囊感染不常见，
西医常用抗生素，
中医治疗论从肝。

只要作息规律，免疫力强，即中医所谓的“正气存内”，就会“邪不可干”，不容易生病。阴囊弹性大，血液循环丰富，抵抗力较强，不容易得病。阴囊感染，如阴囊脓肿、阴囊蜂窝织炎，在临床上并不常见。

阴囊感染的表现是红、肿、热、痛，该病属于中医的痈类疾病，中医命名为囊痈。囊痈，意思是阴囊部的痈肿。

致病菌常为金黄色葡萄球菌、铜绿假单胞菌（绿脓杆菌）、厌氧链球菌。

治疗要根据病人的表现，根据其严重程度，应用抗生素，或静滴，或口服。

中医的治疗思路是什么呢？

首先，阴囊在人体的下部，自然与湿邪有关；从囊痈的表现看，其属于“热”的范畴。所以，囊痈辨证为湿热下注。阴囊的脏腑属性是肝，中医治疗本病从肝经湿热论治，方剂首选龙胆泻肝汤。

二、囊痈的防治

诗曰：
阴囊感染可预防，
生活习惯要优良，

烟酒辛辣全不沾，

新鲜果蔬保健康。

中医从肝经湿热论治，以应用龙胆泻肝汤为主，常会取得良好效果。正如经典中医外科著作《外科理例·囊痈》说："囊痈，湿热下注也，有作脓者，此浊气顺下。"

如何在日常生活中尽量避免囊痈的发生？首先，养成良好的生活习惯。比如内衣要宽松，尽量不要久坐，环境尽量通风干燥。其次，在饮食上，少吃辛辣的食物，多吃新鲜的蔬菜和水果。至于吸烟和饮酒，更是在禁忌之列。

如果不幸得了囊痈，应该如何护理呢？要注意卧床休息，可以用阴囊托减轻痛苦。同时，禁止热水烫洗，可以勤做冷湿敷，有利于炎症消退。

除了日常护理措施，还可采用食疗方法，以配合医生治疗，有利于患者康复。

三、囊痈的食疗

诗曰：

囊痈肝经湿热多，

药食同源清湿热，

甘寒之品为首选，

早日康复笑呵呵。

饮食治疗要在辨证正确的前提下选择对证的食谱。

如果辨证为肝经湿热型，其表现有：阴囊红肿焮痛，皮肤光亮，身发寒热，小便短赤，舌红，苔黄腻，脉弦数。

可以选择以下的食疗方：

(1) 马鞭草蒸猪肝

鲜马鞭草 60g、新鲜猪肝 100g。将马鞭草洗净切碎，猪肝切片，与马鞭草相间置瓷盘中，隔水蒸熟服食，每日 1 次。(《食物疗法》)

(2) 梅花粥

白梅花 3～5g、粳米 50g。先把粳米煮为粥，加入白梅花，同煮二三沸即可，以 3～5 天为 1 疗程，每日分 2 次空腹温热食用。(《山家清供》)

(3) 银蒲饮

蒲公英 30g、忍冬藤 60g。加水煎煮取汁，去渣，加酒适量，口渴时频饮。(《本草衍义补遗》)

（4）栀子仁粥

栀子仁 6g、鲜车前草 30g、香附 6g、粳米 90g。将车前草煎汁去渣，取汁与粳米同煮为粥，另将栀子仁、香附研末，待粥成时，调入粥中稍煮即可。（《养生食鉴》）

第二节 脱囊

诗曰：

脱囊犹如脱衣服，
睾丸外露很残酷，
正规医院来诊治，
系统治疗早康复。

脱囊又名囊脱，是以急起阴囊红肿，继而溃烂皮脱，睾丸外露甚至脱落为主要表现的痈病类疾病。相当于现代医学的特发性阴囊坏疽。

本病临床上很少见，一旦出现，必为急症，早期表现为阴囊红、肿、热、痛。伴有全身症状如发热、寒战。继而阴囊皮肤由红变紫，出现水疱。发病 48 小时后，阴囊出现坏死，并渗出恶臭液体。

中医根据发病时期以及临床表现，分为两个证型：

（1）肝胆湿热证，处方龙胆泻肝汤。

（2）气血两虚证，处方托里消毒饮。

本病的外治法很重要，需要及时换药，在内治法的基础上，加快坏死组织的清除，促进肉芽组织的生长，只要治疗及时得当，预后还是比较好的。

食疗如下：

（1）肝经湿热证

① 鱼腥草饮：鲜鱼腥草 250～1000g。将鲜鱼腥草捣汁饮，或用冷水浸泡干品 2h 后，煎煮 1 沸，取汁，频饮。（《本草经疏》）

② 银翘二根饮：金银花 15g、板蓝根 15g、连翘 15g、芦根 15g、甘草 9g。每日 1 剂，水煎代茶饮。（《江西中草药》）

（2）气血两虚证

① 当归羊肉羹：山羊肉 500g、黄芪 30g、党参 30g、当归 15g。将羊肉洗净切块，将黄芪、党参、当归用纱布袋装，同放入砂锅内，加水 1000ml，文火煨至羊

肉烂时，入生姜25g，食盐适量，吃肉喝汤，经常食用。（《济生方》）

② 仙人粥：制何首乌30～60g、粳米60g、红枣3～5枚、红糖适量。将首乌煎取浓汁，去渣后同粳米、红枣同入砂锅内煮粥，粥成时，放入红糖适量以调味。（《遵生八笺》）

预防方面，注意个人卫生，定期清洗阴部；少食肥甘及辛辣刺激之品；节制房事。

总之，脱囊之病，临床少见，专业性强，一旦得病，请立即到正规医院就诊，及时进行得当的治疗，有利于早日康复。

第三节 绣球风

一、定义

诗曰：
太阳普照大地，
大风冲天而起，
瘙痒游走不定，
缘自风邪侵袭。

绣球风又名肾（阴）囊风，是指以阴囊皮肤潮红、起疹、湿润或有渗液，剧烈瘙痒，痛如火燎为主要表现的湿疮类疾病。相当于现代医学的阴囊湿疹。

正常的风，可以长养万物。但当其太过或不及时，又是病因之一，这时，我们称之为风邪。

自然界的风，有突发、上升、散开、来去无定、令物动摇等特性。由此推论，风邪为病，其病证范围较广，变化较快。

其致病特点为：遍及全身，无处不至，上至头部，下至足膝，外而皮肤，内而脏腑，全身任何部位，均可受到风邪的侵袭。

二、瘙痒

诗曰：
绣球风病症状多，
阴囊瘙痒是特色，
寻找病因解病痛，
症状缓解笑呵呵。

前面提到，中医的“绣球风”相当于西医的“阴囊湿疹”。其临床表现特点是瘙痒。所谓“瘙痒”，就是皮肤发痒难受。

引起瘙痒的原因有哪些呢？

（1）皮肤本身疾病性瘙痒

常见原因如特应性皮炎、湿疹、大疱病、荨麻疹、痒疹等，都有非常剧烈的瘙痒。

（2）外部因素导致的瘙痒

外部因素非常多，比如接触玻璃纤维、桃毛等引起的刺激性皮炎；接触漆、胶、化妆品、金属等引起的过敏性接触性皮炎；寄生虫如疥虫引起的疥疮、虱病等会引发剧烈瘙痒；此时皮肤也会有相应改变。

（3）内脏病变导致的瘙痒

肝、肾、内分泌、肿瘤等都会引起慢性持续性瘙痒，皮肤不一定有皮疹。

（4）药物性瘙痒

主要由使用药物引起，不可忽视。

（5）神经、精神性瘙痒

神经系统（包括脑）病变可以引起瘙痒；单纯精神疾病如妄想症也可以引起。

总之，瘙痒的治疗不要单纯止痒，而应该尽可能地寻找到原因，比如阴囊瘙痒就是绣球风的症状之一。只有找到了原因并且及时消除，方能尽可能解除患者痛苦。

三、绣球风（潮湿）

诗曰：
阴囊潮湿水分大，
生理病理要分清，
正规医院来诊治，
明确原因得奇功。

阴囊潮湿，是指阴囊出现多汗、发凉、瘙痒的症状。引起阴囊潮湿的原因很多，有生理性的，是指阴囊正常范围内的汗液分泌增多，可能会自觉有些潮湿，一般与环境温度、活动、肥胖、穿衣过多有关。这种情况下，根据以上具体原因，改变一下生活方式，也就缓解了。

在男科，患者所提到的阴囊潮湿，大部分是病理性的，原因更多，比如慢性前列腺炎、精索静脉曲张、阴囊湿疹、阴囊瘙痒症等疾病，会导致阴囊局部血管扩张，血流量增多，血液循环增加，温度升高，导致排汗增加，出现阴囊潮湿。

今天我们讨论的阴囊湿疹，也就是中医所说的绣球风，只是阴囊潮湿的原因之一。所以，当出现阴囊潮湿的症状时，一定要到正规医院的男科详细检查，寻找病因，明确诊断，方能获得理想的疗效。

瘙痒和潮湿，这两个特点合在一起，如果发生在阴囊，才叫绣球风。

当然也可以发生在全身的任何部位，是中医所说的湿疮类型之一。

四、绣球风证治

诗曰：
阴囊湿疹表现多，
临床辨证需斟酌，
肝经湿热最常见，
病情反复常发作。

所谓“绣球风”，相当于西医的阴囊湿疹。本病对称发生，常波及整个阴囊，患处奇痒，病程持久，反复发作，不易根治。本病有急性、慢性之分，急性期相当于“糜烂型”，慢性期相当于“干燥型”。

在临床上，由于病程的不同，有着不同的表现。总结一下，该病的诊断依据是：

（1）阴囊湿痒，起疙瘩如赤粟。

（2）搔抓后流出黄水，浸淫成片。

（3）日久阴囊皮肤肥厚，皲裂疼痛。

中医辨证论治。

经过详细的四诊合参，根据病人的具体表现，分为以下两个证候：

（1）肝经湿热证

症状：阴囊瘙痒，皮肤潮红，破后湿烂，滋水淋漓，患处肿胀，伴口苦，大便不爽，小便短赤；舌红，苔黄腻，脉弦数。

治法：清热利湿，祛风止痒。

选方：龙胆泻肝汤。

（2）血虚风燥证

症状：阴囊瘙痒，皮肤肥厚、粗糙，皲裂疼痛，病情反复发作，缠绵难愈；舌淡，少苔，脉细弱。

治则：滋阴养血，润燥祛风。

选方：滋阴除湿汤。

在内服中药的同时，可以选择中草药煎水外洗，能够起到快速缓解的效果。可以选择以下处方：

（1）丝瓜络60g，水煎熏洗。

（2）苦参、蛇床子、地肤子、白鲜皮各25g，百部、川椒、当归各20g，水煎熏洗。

（3）地榆、黄柏各400g，水煎去渣后熏洗患处。

（4）槐皮、苦参、黄柏、香薷各等份，煎汤去渣，外洗。

（5）青黛20g，枯矾、炉甘石、黄柏粉、儿茶各10g，上药共研细末，蓖麻油加至100ml调匀备用。患部洗净后，取上药涂抹，每日2～3次。

（6）蜈蚣10条，地鳖、地龙各6g，上药焙干，共为细末，加香油适量调成糊状，外搽患部。

（7）黄柏、五倍子等量，共研细末，撒扑患处。

（8）艾条点燃后，熏阴囊处，每日1次。

另外，在日常生活中，有些护理措施也是很重要的，比如要注意外阴卫生，要忌食辛辣刺激性食物等等。

第四节 筋疝

一、定义

诗曰：
浅表静脉，
筋之所指，
疝之本义，
体表突起。
筋疝对应，
静脉曲张，
坠胀不适，
伴随症状。

筋疝是指以阴囊筋脉曲张如蚯蚓状，伴有坠胀为主要表现的疝病类疾病。相当于现代医学的精索静脉曲张。

西医的精索静脉曲张的特点是：浅静脉扩张于阴囊皮下，触之可及，视之可见，有时会有坠胀的表现。所以，其属于中医“筋疝”范畴。

二、筋疝解剖（精索静脉）

诗曰：
精索走在腹膜后，
静脉终点分左右，
右侧相对阻力小，
左侧曲张占大头。

中医的“筋疝”相当于西医的精索静脉曲张。

精索是一对柔软的圆索状结构，位于睾丸上端与腹股沟管内环之间，其被膜有三层：精索外筋膜、提睾肌、精索内筋膜。

被膜内的主要结构有输精管、睾丸动脉、蔓状静脉丛。当然还有淋巴管、神经等。

精索的主要功能是为睾丸、附睾、输精管提供血液供应、淋巴回流和神经支配。

精索的走行方向是：起自睾丸上端，经由腹股沟管外环、腹股沟管，于腹股沟管内环处，输精管转向盆腔，而动脉、静脉、淋巴管、神经等继续在腹膜后上行，于腰部水平与相应的组织相连接。

精索静脉是由睾丸、附睾及输精管的静脉汇合而成。这些静脉约有 10～20 条，构成了精索蔓状静脉丛，最后汇聚而成精索内静脉、精索外静脉、输精管静脉。

精索静脉曲张主要发生在精索内静脉。

精索内静脉在向上走行时，在腹股沟上方，变为 1～2 支，再向上就是一条血管。这条静脉在腹膜后上行，需要经过一段漫长的行程，两侧静脉走行的终点是不一样的。

右侧精索静脉的汇入点呈斜角，直接进入管腔粗大的下腔静脉。而左侧精索静脉的汇入点需要先呈直角进入左肾静脉，然后进入下腔静脉。

相对来说，右侧的精索静脉，以斜角方向，顺行进入下腔静脉，阻力就要小一些；而左侧的精索静脉，以直角方向，先进入左肾静脉，再进入下腔静脉，多了一个“中转”，回流的阻力当然要大得多。加之在漫长的行程中，乙状结肠、主动脉、肠系膜上动脉等均可压迫左侧精索静脉，所以临床上曲张大多发生在左侧。

此外，在正常情况下，精索静脉里常有许多瓣膜，它们控制着血流的方向，即只能让血液由阴囊流向心脏，不让血液向下逆流回阴囊。但是，当这些瓣膜缺失或有功能障碍时，就容易发生精索内静脉血回流受阻，从而发生精索静脉曲张。

三、筋疝病理（精索静脉曲张）

歌曰：

静脉为何会曲张？

曲张会有啥症状？

回流阻力是主因，

男性生育有影响。

精索静脉的血液，本来需要克服重力，向上回流，如果加上静脉瓣膜关闭不全，静脉血液向下反流，就会使静脉变粗，回流的阻力会更大，形成恶性循环，导致精索静脉迂曲、伸长和扩张，在阴囊里形成蚯蚓状的团块，这就是精索静脉曲张。

自然，精索静脉曲张形成后会有哪些症状呢？较轻的，一般没有特别感觉，只是在正规医院检查时才会被发现。只有比较严重的曲张，才会出现明显的症状，比如阴囊胀大，有沉重及坠胀感，站立、行走、劳动时加重，平卧休息后减轻。

四、筋疝诊断

歌曰：

精索静脉有曲张，

诊断主要靠症状。

如果病史比较长，

精液质量可下降。

B超检查可分度，

轻中重度细思量。

正规男科来就诊，

诊治方案有主张。

大部分确诊的病人并没有明显的症状，只有少部分患者会有睾丸坠胀、阴囊潮湿等。可是，这些症状并没有特异性，其他疾病，比如前列腺炎、阴囊湿疹等，也可以出现以上症状。

诊断精索静脉曲张，主要从两方面着手。首先是症状，也就是病人的感觉。上面提到，大部分是没有感觉的。如果有症状，轻微的有阴囊坠胀、阴囊皮肤松弛、精索静脉粗大迂曲。症状严重者，阴囊坠胀不适，睾丸或少腹抽痛，阴囊下垂、潮湿，静脉迂曲、裸露，呈蚯蚓状。少数病人，如果没有及时治疗，病史较长，还会引起睾丸损害，精液质量下降，可能会影响生育。

随着现代医学的发展，超声多普勒技术也越来越先进，临床上也越来越强调诊断的客观化。在本病的诊断和分级中，B型超声检查也越来越重要。下面列出的就是精索静脉曲张B超分度，也是目前临床上的诊断依据：

（1）1度（轻度）

站立时看不到曲张的静脉，仅可扪及精索周围曲张静脉，Valsava试验时静脉曲张程度加重，附睾旁正常，平卧时曲张静脉随即消失。

（2）2度（中度）

站立时可看到精索周围及附睾旁的曲张静脉，可扪及曲张的血管。平卧时曲张的静脉逐渐消失。

（3）3度（重度）

精索周围、附睾以及阴囊均有明显的曲张静脉，平卧后曲张的静脉消失较慢，有时需加压后方可大部分或全部消失。

五、筋疝与生育

歌曰：
精索静脉有曲张，
男性生育有影响。
精液为何有影响？
睾丸发育少营养。

精索静脉曲张是如何影响精子的生成和发育的呢？

（1）营养障碍

当静脉血流淤滞后，睾丸、附睾的血液循环遭受影响，静脉血液环绕睾丸，动脉血液更新不完全，而静脉血液所能携带的营养和氧气明显少于动脉血液，所以睾丸的营养受到影响，从而会影响精子的产生。

（2）阴囊温度升高

精索静脉曲张后，因精索静脉内血流瘀滞，会使阴囊内温度渐渐升高，平均比正常高0.6℃，而阴囊的功能相当于空调，如果不能及时降温，睾丸本身受到伤害，依然会影响精子生成。

（3）睾丸内分泌功能障碍

因阴囊内局部温度升高、睾丸的供血和供氧不足，势必会影响睾丸曲细精管间质细胞的内分泌功能，从而影响精子的生成。

（4）氧自由基的破坏作用

有研究表明，当精索静脉曲张时，睾丸组织内氧自由基增加，脂质过氧化作用加重，从而伤害睾丸，影响精子的发生。

（5）毒素作用

精索静脉与睾丸静脉之间有丰富的侧支循环，当精索静脉曲张后，导致血液逆流，可将左肾上腺及左肾静脉血中携带的高浓度的毒性代谢产物，在未解毒前即流入双侧睾丸，导致精子生成受到干扰，形成不同程度的精子过少、形态异常及运动障碍等。

当精液的质量受到影响后，男性的生育能力也会受到影响，女方的受孕能力也会相应地受到影响。所以，当夫妇双方在生育期，性生活正常，女方没有明显异常，男方精液检查显示质量下降时，就要想到男方可能有精索静脉曲张，建议男方到正规医院男科进一步检查和治疗。

六、筋疝西医治疗

歌曰：
精索静脉有曲张，
西医方案细思量，
手术治疗是首选，
减少损害好主张。

首先，如果本病轻微，没有症状，也不影响生育时，原则上不做特殊处理。

近年来，研究发现对于青少年病人，也主张早做手术，因为年龄越大，病程越长，睾丸功能的损害会越严重。早做手术，可以有效地预防睾丸损害，尽可能地减轻对生育的影响。

西医公认，为了减少本病对睾丸的损害，为了缓解本病的临床症状，目前最有效的治疗方法是手术治疗。手术的方法和目的是将精索静脉高位结扎，以减少静脉血液的反流。至于手术的途径，有腹膜后、腹股沟、腹腔镜等。

具体采取的手术方式，需要结合当地的硬件和软件水平。

至于药物治疗方面，凡是西医认为能够改善血液循环的药品，均可以考虑采用，当然，在服用之前，一定要咨询正规医院的医师。

手术之后，对男性不育症患者来说，有什么积极的影响呢？有权威资料显示，经过正规的治疗后，精液改善率可以达到50％～80％。恢复生育能力的比率是30％～50％。

总之，当发现精索静脉曲张后，请到正规医院男科咨询，采取尽可能合理的治疗方案，尽量减少本病对睾丸的损害，尽量减少本病对生育的影响。

七、筋疝中医治疗

歌曰：
精索静脉曲张后，
中医治疗凭证候，
活血化瘀为总则，
根据证候选汤头。

中医总的治疗原则是活血化瘀。

在临床上，根据病人的临床表现，又分为不同的证候，具体来说，常分为以下几种：

（1）气虚血瘀证

症状：阴囊坠胀不适，精索静脉曲张，阴囊胀大下垂，皮肤松弛，伴气短乏力，少气懒言；舌淡，苔白，脉细弱。

治则：补气，活血，通络。

选方：补阳还五汤。

（2）气滞血瘀证

症状：阴囊下垂，刺痛，青筋显露，曲张成团，皮肤色暗，神情抑郁，善叹息；舌暗红或有瘀斑，脉涩。

治则：活血化瘀，理气止痛。

选方：红花散瘀汤。

（3）肝肾亏虚证

症状：阴囊坠胀，精索静脉曲张呈蚯蚓状，伴头晕失眠，腰膝酸软，甚则畏寒肢冷，阴囊湿冷，阳痿、早泄；舌淡红，苔少，脉沉细弱。

治则：滋补肝肾，行气活血。

选方：左归丸。

经过临床研究发现，中医治疗筋疝对于改善症状并最终提高精液质量和生育率，效果是肯定的。

如果是重度精索静脉曲张或伴有不育者，应建议病人到正规医院手术治疗，以便尽可能快地见效。

第五节
血疝

歌曰：

阴囊血肿不常见，
中医名称为血疝。
西医治疗抗感染，
中医活血早复元。

阴囊的位置相对比较隐蔽，加之非常柔软，弹性很大，即使受到撞击，问题也不大。所以，在男科临床上，阴囊外伤相对并不常见。

血疝是指以阴囊肿大、皮色紫暗为主要表现的疝病类疾病。

《寿世保元》说："外肾因仆损而伤，睾丸偏大，有时疼痛者，中有瘀血，名曰血疝。"从以上描述可知，血疝的表现相当于现代医学中的阴囊血肿。

阴囊血肿，临床以阴囊肿痛、皮色紫暗为特征，多有局部外伤或手术史。临床症见：阴囊肿胀疼痛，皮色紫暗，行走时有坠痛感，日久血肿形成硬块，阴囊皮肤增厚，或仅有睾丸增大，触之疼胀不适，透光试验阴性，穿刺可有血液。

关于西医的处理，阴囊血肿是阴囊闭合性损伤的一种，根据具体的表现有以下处理方法：小的血肿采用阴囊托，局部压迫、冷敷等治疗；若血肿较大且渐进加重，则手术治疗。术中清除血凝块并彻底止血。应用抗生素抗感染治疗。若合并感染而形成脓肿，则应切开引流。

中医辨证论治如下：

症状：跌打损伤，或手术后阴囊肿胀，皮色紫暗，局部刺痛，牵及少腹，舌暗红或有瘀斑，脉弦。

治则：活血化瘀，消肿止痛。

方药：复元活血汤。

配合以下护理，有助于早日康复：卧床休息；阴囊托固定；急性血肿可行冷敷，72h 后热敷。

第六节 水疝

水疝是指以阴囊一侧或双侧肿大如囊状、睾丸不可触及、不红不痛为主要表现的疝病类疾病。

一、水疝病理

歌曰：
鞘膜积液正常有，
分泌吸收相平衡，
分泌过多见成人，
吸收减少属儿童。

中医所说的水疝，以阴囊下垂肿大，或子系处有痰包为特征。相当于西医的睾丸或精索鞘膜积液。

睾丸鞘膜来源于腹膜，也可以理解为是腹膜的一部分，向睾丸延续，分脏层和壁层两部分。壁层紧贴精索内筋膜内面，脏层贴于睾丸和附睾表面，在睾丸后缘后方与壁层相互移行。脏、壁两层之间形成的潜在腔隙，即为鞘膜腔，内有少量浆液，起润滑作用。

阴囊从外到内的解剖层次是皮肤、肉膜、精索外筋膜、提睾肌、精索内筋膜、睾丸鞘膜、睾丸和附睾。

正常情况下，鞘膜腔里的液体是不断地分泌和吸收的，是动态平衡的结果。就像是润滑油一样，使睾丸有一定的活动度。

如果因为某种原因，使鞘膜腔里的液体分泌增多，吸收相对减少；或者虽然分泌没有增多，但吸收减少。上述两种情况，液体的分泌与吸收失去平衡，均会使腔内蓄积的液体越来越多，这就是鞘膜积液的病理机制。

因为分泌增多形成的积液，多见于成人，属于继发性病变，大多是由于睾丸及其附近组织的炎症或创伤引起。往往液体潴留在里面，越积累，液体越多，如果没有及时处置，长期积液，内压增高，可影响睾丸的血运和温度调节，甚至引起患侧睾丸萎缩。

因为吸收减少引起的积液，多见于小儿，属于原发性病变，常与其淋巴系统发育较迟有关，当鞘膜的淋巴系统发育完善后，积液可自行吸收。

二、水疝诊断

歌曰：

鞘膜积液类型多，
临床诊断要明确，
请到男科来就诊，
儿童成人有区别。

本病分为先天性与继发性两种，前者多见于小儿，后者多见于成人。鞘膜积液在各个年龄段均可发生，但最常见于小儿，成人发病则很少见，急性起病者就更少见了。

一般情况下，鞘膜积液以单侧多见，阴囊内有囊性肿块，呈慢性无痛性逐渐增大。少量积液可无症状，当积液量逐渐增多时，患侧阴囊可有下坠感、牵拉感或胀痛。若积液巨大，阴茎缩入包皮内，可影响排尿和行走等。

根据积液的部位以及是否与腹腔相通，又有以下几种类型：

（1）睾丸鞘膜积液

睾丸鞘膜腔内有较多积液，呈卵圆形或球形，表面光滑，有囊性感，无压痛，睾丸与附睾触摸不清，透光试验阳性。

（2）精索鞘膜积液

囊性积液位于阴囊内睾丸上方或腹股沟内，呈椭圆形或梭形，表面光滑，随精索移动，透光试验阳性，下方可触及睾丸与附睾。

（3）混合型鞘膜积液

睾丸与精索鞘膜积液同时存在，互不交通，可并发腹股沟疝或睾丸未降等。

（4）睾丸精索鞘膜积液（婴儿型）

鞘状突在内环处闭合，精索处未闭合，与睾丸鞘膜腔相通，外观多呈梨形，位于阴囊内，睾丸与附睾触摸不清，外环口因受压扩大，但与腹腔不相通。

（5）交通性鞘膜积液

积液量与体位有关，平卧位积液量减少或消失，站立位时增多，可触及睾丸和附睾，透光试验阳性。若鞘状突与腹腔的通道较大，肠管或大网膜可进入鞘状突，出现腹股沟斜疝。

在正规医院的男科，最主要的诊断依据是医生的体格检查：医生通过触诊可发现阴囊内肿物，表面光滑，无压痛，且透光试验阳性。

当然，在众多的辅助检查中，超声检查是最无创而准确的，B超检查可发现液性暗区，无回声区的大小主要取决于液体量。如果鞘膜积液的形成继发于炎症或创伤，则无回声区表现为点状低回声或细线样低回声，多数还可见分隔。

三、水疝西医治疗

歌曰：
鞘膜积液确诊时，
定期复查就可以。
出现症状或量多，
再做手术来得及。

西医治疗本病，先看年龄，后看病情。

首先，从年龄来说，如果在2岁以内，随着生长发育，大多数可以自愈，定期观察即可。如果2～3岁以后，积液仍然不吸收，甚至越来越多，再进行手术治疗也来得及。

成年人虽然很少能自愈，但是如果积液量较少，或者量较多但增长缓慢，没有特别不适，对生活和工作没有影响，就建议病人定期复查，观察积液量的变化，等积液量明显增加或者有了明显症状再积极治疗，也是可以的。

其次，从病情来说，如果积液量不是很多，但有明显症状；或者属于交通性的类型，年龄超过3岁，积液没有被吸收，反而越来越多；经过综合评估，阴囊肿大，张力高，有可能影响睾丸血运，以及可能影响睾丸发育者，非手术治疗，估计不能愈合时，就要建议手术治疗。

当然，如果是炎症引起的类型，可以进行抗炎处理，不用做手术，也是有一定效果的。

至于手术方式，最常用的是鞘膜翻转术。如果是交通性鞘膜积液，还应高位结扎鞘状突。手术过程中需要注意的是仔细止血，并置橡皮片引流，以防阴囊血肿形成。

近年来，随着医疗技术的进步，有些条件较好的医院应用腹腔镜技术治疗本病，特别是交通性类型，取得了一定成效，也可以考虑选择。

四、水疝中医治疗

在排除手术指征后，在正规中医师指导下，通过正规的中医治疗，确实可以取得一定疗效。内服中药，常按肾气亏虚证、湿热下注证、肾虚寒湿证、血瘀阻络证四个证候进行辨证论治。

提供几个相对安全而又有效的外治法，当然，必须经过中医师辨证，才能准确施治。

如果属于寒湿证，可以使用以下几种方法：

（1）枯矾、五倍子各12g，煎汤，趁热浸洗，或热敷阴囊，每次30min，每日2～3次。

（2）蝉蜕、苏叶、红花各30g，水煎去渣外洗或热敷，每日2～3次。

（3）小茴香、橘核各12g，炒热装布袋内热熨，每次20min，1日2～3次。

如果属于湿热证，可以用以下方法：

（1）荷叶、浮萍、蛇床子各等分，煎水，每日淋浴之。

（2）鲜马鞭草捣烂外敷。

（3）枳壳、山楂、荔枝核、黑山栀各12g，共研细末，用醋调敷患处。

第十章
阴茎疾病

第一节 阴茎痰核

一、阴茎痰核释义

歌曰：
阴茎痰核，
扪及硬结，
或硬或软，
如常皮色。

阴茎痰核，又名玉茎疽，是以阴茎内可扪及单个或多个硬结，行房举而不坚，或举而弯曲、疼痛，会阴部不适，尿痛或尿涩等为主要表现的前阴疾病。相当于现代医学的阴茎硬结症。

二、阴茎痰核诊治

歌曰：
阴茎痰核为硬结，
诊断主要靠手摸，
中医处方要化痰，
手术疗效不明确。

阴茎痰核，是痰核凝聚在阴茎的疾病，是以阴茎海绵体白膜发生纤维化硬结为主要表现的男性前阴疾病。相当于西医学的阴茎硬结症。

首先，其主要临床表现是阴茎内可扪及单个或多个硬结，同房举而不坚，或举而弯曲、疼痛，会阴部不适，尿痛或尿涩等。40 岁以上中老年男性多发。一年四季均可发生。

本病若及时治疗，一般预后良好，但也有患者病程中出现腰腿酸软、少腹坠胀、睾丸痛等，严重者可引起阳痿。

其次，关于治疗，咱先说说中医的认识。

《内经》说："前阴者，宗筋之所聚，太阴、阳明之所合也。"作为前阴的标志物，阴茎自然是宗筋，自然与太阴（脾）、阳明（胃）有关。其病机自然与脾胃有关。阴茎痰核，乃因脾胃失运，浊痰内生，下注宗筋，凝结而成。亦有肝肾阴虚火旺者，浊痰易于化热，而见痰热互结证。

（1）痰浊凝聚证

症状：阴茎背侧可触及条索状结块，皮色不变，温度正常，无明显压痛，阴茎勃起时可发生弯曲或疼痛，舌质淡，边有齿印，舌苔薄白，脉滑。

治法：健脾和胃，化痰散结。

代表方：化坚二陈汤。

常用药：陈皮、制半夏、白茯苓、生甘草、川黄连、白僵蚕。

（2）阴虚痰热证

症状：阴茎硬结微痛，表面皮肤微红，或有低热，午后潮热，五心烦热，咽干耳鸣，腰膝酸软。

治法：滋阴降火，化痰散结。

代表方：六味地黄丸、大补阴丸，兼服消核丸。

常用药：熟地黄、山药、山茱萸、牡丹皮、茯苓、泽泻、龟甲、知母、黄柏。

以上的治疗方案，一定要在正规中医师的指导下，方能准确辨证和使用，千万不能自作主张，随意用药。

西医的治疗措施分两类：

首先，是非手术疗法。

（1）维生素大剂量口服，每次200毫克，2次/天，连用6个月。口服己烯雌酚、碘化钾可作为辅助治疗。

（2）抗纤维化的药物，对氨基苯甲酸钾，剂量为9～12克/天，分次口服，疗程9个月。醋酸可的松25毫克加普鲁卡因1毫升，隔日肌注一次，15～20次1个疗程，透明质酸酶50～100U/天肌注。

（3）抑制结缔组织增生的药物醋酸氢化可的松混悬液25毫克，硬结内注射，每周1～2次，4次为一个疗程；地塞米松6毫克和1%普鲁卡因1毫升局部注射，每周1～2次共12次，对早期病变疗效明显。

（4）组织胺离子透入疗法，1%组织胺混悬胶冻涂于阴茎硬结表面，通入低压直流电1次/天，每次10～15分钟，20次为一个疗程。

（5）超声波治疗，每次5分钟，隔日一次，12次一个疗程，透热疗法或紫外线照射可作为辅助治疗，改善症状。

（6）音频理疗，每次80分钟，每周1～2次，10次一个疗程。

（7）局部放射治疗，每次剂量150cGy，每周2次，两周一个疗程，可使硬结软化吸收。

其次是手术疗法。

手术治疗的目的主要是使阴茎勃起时不弯曲，剥除硬结。

目前常用的手术方法包括硬结切除及假体植入两种，但手术效果不是很理想，且术后易复发。

关于预防，应注意以下事项：避免暴力性行为、酒后性行为，防止阴茎损伤。

第二节 包茎

一、包茎生理

歌曰：
男孩出生有包茎，
生理现象没问题，
排尿正常不感染，
三岁之内不用理。

从男科专业上来说，有一种情况是正常的，那就是生理性包茎。

每一个正常男性婴儿出生后，包皮内面和龟头表面有轻度粘连，不能把龟头翻出来。这种包茎，由于都是正常的，是应该如此的，所以常被称为生理性包茎。生理性包茎可防止龟头受到不必要的伤害，也减少了龟头的感染机会。只要不影响小便，原则上不用理会。

随着小男孩的逐渐成长，包皮和龟头之间的粘连会慢慢吸收，大约到 3 岁的时候，包皮与龟头之间就应该出现间隙，大部分男孩的包皮就应该能翻上去，龟头就应该能露出来了。

二、包茎诊治

歌曰：
包茎处置要尽早，
环切手术效果好，
包皮过长可观察，
清洁卫生少不了。

正常情况下，孩子到 4～5 岁左右的时候，由于阴茎的生长发育和不断勃起，粘连会逐渐吸收，包皮可自行退缩露出龟头，生理性包茎也会随之消失。

反过来，如果超过3岁后，甚至到了青春期，个别人甚至到了婚后，包皮外口过小，阴茎头全部包裹在包皮里面，并且不能向上外翻，不能露出阴茎头，这就是病理性包茎了。

这些病人由于包皮口过小，如果强行向上翻开包皮而未能及时将它复原，这时候可以引起远端包皮和阴茎头的血液回流障碍，发生局部的水肿和淤血，引起包皮及阴茎头肿胀，甚者坏死，这种情况就称之为包皮嵌顿，是男科的急症之一，需要立即到正规医院处理，以免产生不良后果。

与包茎类似的情况是包皮过长，是指男性阴茎的包皮虽然覆盖全部阴茎头和尿道口，使龟头无法完全外露，但用手可以上翻。

包皮过长，又有真性和假性之分。真性包皮过长，是指虽然能用手将龟头翻出来，但是包皮过长，即使阴茎勃起后，龟头也不能完全外露；假性包皮过长，是指平时龟头不能完全外露，但在阴茎勃起后，龟头则可以完全外露。

由于包茎不能将龟头翻出，包皮垢或包皮结石易于在皮下积聚，易于发生细菌感染，造成阴茎头包皮炎。如果处理不及时，炎症性粘连进而加重包茎，甚至导致尿道口狭窄。更严重时，包皮开口狭小如针孔，排尿时包皮鼓起如球，引起排尿困难。如果再加上尿道外口狭窄，排尿困难会更加严重。日积月累，不但易引起继发性下尿路感染，甚至可引起上尿路扩张，再甚者导致肾功能损害。

所以，对于包茎，无论是否有并发症，均建议手术治疗，没有年龄限制（指3岁以上），只要没有明确的手术禁忌，越早手术越早受益。

对于包茎引起的嵌顿，应该立即到正规医院处理，首先尽可能手法复位。

如果复位不成功，应立即做包皮背侧狭窄环切开术。

关于包皮过长，如果包皮口宽大易于上翻，平时经常翻开清洗，保持局部清洁，可以不手术。如果经常发作阴茎头包皮炎，建议在局部感染控制后，早日行包皮环切术。

第三节 旋螺风

歌曰：

包皮发炎很常见，
治疗起来也不难，
要想彻底解决好，
包皮环切是首选。

包皮炎，中医称之为旋螺风，是指以包皮发红、渗液、疼痛为主要表现的男性前阴疾病。

阴茎头炎，中医称之为阴（龟）头痈，是指以阴茎龟头紫肿、疼痛、化脓、溃烂为主要表现的痈类疾病。

因为两种疾病常相兼为病，而且治疗相同，所以合并在一起讨论。

旋螺风为病证名，见于《普济方》，原文是："通心饮：治心气，通小便，退潮热，分水谷，及治旋螺风。""旋螺风如赤肿而痛者，先用土牛膝、泽兰煎水洗。"

通心饮这个方剂出自《证治准绳》：

"通心饮：治心经有热，唇焦面赤，小便不通。

木通连翘（各等分）

上为细末，每服一二钱，不拘时，麦门冬煎汤或灯芯煎汤调服。"

《普济方》在引用这个方剂时，又做了加减："木通去皮节、连翘、瞿麦、栀子仁、黄芩、甘草各等分，右剉散，每服二钱，水一盏，灯芯、麦冬煎。"由本方加减而成的八正散至今仍然广泛应用于临床。

中医所说的旋螺风，是指小儿龟头红肿疼痛，多由风热湿毒郁结所致。一看描述就知道，其相当于西医的阴茎头包皮炎。其诊断依据是：

（1）多有包茎或包皮过长。

（2）发病初期可有阴茎头和包皮潮湿红肿，疼痛、灼热、奇痒，排尿时加重。

（3）包皮内板及阴茎头充血水肿，或有糜烂，并有臭秽的乳白色脓性分泌物。

（4）病变发展，出现坏疽时，可有寒战、发热、周身乏力、腹股沟淋巴结肿痛等。

（5）急性期后或反复感染者，可见包皮与阴茎头粘连，包皮不能上翻，以致尿道外口出现炎性狭窄，阻碍排尿。

中医常分为以下证候进行治疗：

1. 湿热下注证

症状：包皮红肿、灼痛、糜烂，渗黄液，有腥臭味，身热不扬，身重乏力，口苦心烦，小便短赤，大便泄泻，舌红苔黄腻，脉弦数。

治法：清热利湿。

2. 火毒炽盛证

症状：包皮肿胀，颜色紫暗，或皮肉腐烂，溃流脓液，疼痛剧烈，发热口干，心中烦热，大便秘结，小便短赤，舌红，苔黄厚而干，脉弦滑数。

治法：清火解毒。

3. 阴虚邪恋证

症状：病程日久，包皮微肿、暗红，或溃烂不愈，五心烦热，潮热盗汗，口干，舌红少苔，脉弦细数。

治法：滋阴清热托毒。

外治法如下：

（1）急性期用黄柏30g煎汤熏洗患处，每次30min，每日2次。

（2）解毒洗药（经验方）煎汤熏洗患处，每次30min，每日2次，然后外用黄柏散（经验方）。

（3）急性期可用蒲公英30g、苦参15g、黄柏15g、地丁30g煎汤外洗，每次30min，每日2次。

手术疗法：

本病伴包茎时，须在阴茎的背侧切开包皮，再用上述方法治疗。在本病治愈后行包皮环切术。

注意事项：

（1）及时治疗包皮过长或包茎。

（2）注意性器官卫生，经常清洗，以免污垢存留。

（3）患病期忌辛辣油腻之物，忌烟酒。

（4）包皮水肿严重者，勿用力上翻包皮，以免发生嵌顿。

（5）患处忌用强腐蚀性药物，急性期忌用激素类药物。

第四节
肾岩翻花

歌曰：
生活水平在提高，
阴茎癌症已很少，
一旦确诊早手术，
预防发病更重要。

肾岩翻花，又称阴茎岩（癌），是指以阴茎龟头出现丘疹、结节状坚硬物等，溃后如翻花状，有特殊恶臭和脓性分泌物为主要表现，发生于阴茎的癌类疾病。相当于现代医学的阴茎癌。

阴茎癌是起源于阴茎头、冠状沟和包皮内板黏膜以及阴茎皮肤的恶性肿瘤。在阴茎最常见的恶性肿瘤中，阴茎癌占阴茎肿瘤的90%以上。最常见的病理类型是阴茎鳞状细胞癌，约占阴茎癌的95%。

阴茎癌的确切病因目前仍然不是很清楚。临床研究证实，绝大部分患者与包茎和包皮过长关系密切，包皮垢以及慢性炎症刺激是阴茎癌的重要原因。其他的发病因素有吸烟、性传播疾病等，也不可忽视。

诊断依据：

（1）好发于40～60岁老年男性，多有包皮过长或包茎病史。

（2）阴茎头或包皮上出现硬结，或红色斑块及丘疹，刺痒或灼痛，包皮内及冠状沟处常有秽臭分泌物。

（3）肿块呈进行性生长，溃烂后呈菜花状，经久不愈。

（4）本病行活组织检查，可明确诊断。

本病一经确诊，应立即行阴茎癌根治性切除术。根据病情，也可以选择放疗和化疗。

关于本病的预后，综合文献报道手术后的5年生存率为53%～90%。有淋巴结转移者为20%～55%。

既然阴茎癌可以有预防的方法，在日常生活和工作中，应该采取什么相应的措施呢？

以下三点，非常重要：

（1）积极开展卫生宣教，加强预防措施。

（2）包皮过长或包茎者，应及早行包皮环切术。

（3）积极治疗阴茎头包皮炎。

在阴茎癌的中医治疗方面，更多的是辅助，能够缓解患者痛苦，提高生活质量。如果怀疑或确诊，首选尽早手术治疗。

第五节 马口异位

歌曰：
马口异位较少见，
尿道下裂易发现，
一旦确诊早治疗，
尿道成形为首选。

尿道外口的位置异常，中医称之为马口异位。

马口异位，是指以尿道口不在龟头正中处为主要表现的男性前阴疾病。相当于现代医学的先天性尿道异常。根据尿道外口位置不同可分为阴茎头型、阴茎型、阴茎阴囊型、会阴型四类。

正常情况下，尿道口位于阴茎的顶端。如果尿道口位置异常，在阴茎体的下端，则称之为尿道下裂。如果在阴茎体的上端，则称之为尿道上裂。

在男科临床上，相对常见的是尿道下裂，根据尿道口解剖位置分为四类。

（1）阴茎头型

尿道口位于冠状沟腹侧，一般仅有轻度阴茎弯曲，多不影响性生活及生育。

（2）阴茎型

尿道口位于阴茎腹侧从冠状沟到阴茎交接处之间，伴有阴茎弯曲。

（3）阴囊型

尿道口位于阴囊，常伴有阴囊分裂，阴茎弯曲严重。

（4）会阴型

尿道外口位于会阴部，阴囊分裂，发育不全，阴茎短小而弯曲，常被误认为女性。

男孩尿道口的异位，出生后很快就能发现。目前倾向于1岁后，即可以考虑手术治疗。手术中，根据尿道口的位置，选择相应的手术方法。

第十一章
房事疾病

第一节 性欲低下

歌曰：
性欲低下，
不分男女，
若要和谐，
共同努力。
饮食男女，
人之大欲，
食色性也，
生命主题。
性感集中，
改善性欲，
心理疏导，
提升乐趣。

性欲低下，又称性冷淡，是指持续地或反复地对性生活的欲望不足或完全缺乏。可分为完全性性欲低下和境遇性性欲低下。

完全性性欲低下，是指每月仅性生活一次，或不足一次，但在配偶要求性生活时，可被动服从。

引起性欲低下的原因很多，比如：伴侣关系失和；自身有不正确的性观念；文化或宗教因素；酗酒、吸毒等。有些疾病，如高泌乳素血症、睾酮低于关键阈值等均会负面地影响性欲。

性欲低下的诊断要点如下：

① 性趣、性要求明显减少，甚至无性要求。

② 性交次数或其他性活动明显减少，每月不足 2 次。

③ 在性活动中常处于被动地位。

④ 与相应年龄不相适应的性欲低下。

⑤ 性激素检查可有阳性发现。

⑥ 心因性性欲低下多为暂时性或境遇性，而器质性者则多为持续性或顽固性。

还要指出，有一种生理现象，与性欲低下相似，那就是自然性性欲减退，是指随着年龄的增长，一般来说在50岁后，特别是进入老年期，睾丸功能减退，雄激素分泌减少，而性欲也随着年龄的增长而减弱，这种减退与年龄相适应，故不应视为病态。

另一种与性欲低下相似的是性厌恶。

以上两种情况，均有对性活动回避的表现，其区别如下：

性欲低下，是因缺乏对性活动的欲望而回避；

性厌恶，是因为对性活动的憎恶、恐惧而回避。

性厌恶患者，年龄多在40岁以下，而性欲低下可发生在任何年龄。

男性在50岁以后，性生活的质量与青年时相比稍差一些，但个体差异较大，通常不需治疗。

由于大多数性欲低下是由精神因素引起的，心理治疗是最重要的治疗措施。如果患者积极配合治疗，病情可迅速改善。

下面与大家讨论一下中医对性欲低下的认识。

中医认为，本病主要为七情所伤，与精神因素有关。此外，亦与素体虚弱，或患有其他疾病导致脏腑、经络功能失常有关。

具体来说，临床上有以下几个证候：

（1）肾阳虚损

肾藏精，为先天之本，化生天癸，主生殖。化生充盛则生殖功能旺盛。若禀赋不足或不节房事、房劳多产，久病伤肾，损伤阳气，使阳气虚损，温煦失常，命门火衰而不能振奋所致性欲冷淡。

（2）肾精不足

先天不足，天癸匮乏；房劳过度，早婚多育，久病伤阴，致肾阴亏损，冲任不盛则房事不振。

（3）肝郁气滞

肝藏血，主疏泄，性喜条达而恶抑郁。七情内伤，素体抑郁或愤怒过度，致肝气郁滞，气机失调；或男女交合，女子五欲未至，男精已泄，久之气机不畅而恶交合。

（4）心脾两虚

心主血，脾统血，脾为气血生化之源。由于思虑过度，暗耗心血，且影响脾的运化功能，脾气受损以致心脾两虚，气血不足，心神失养而发生房事不振。

（5）痰湿下注

素体肥胖，痰湿内盛，或劳逸失度，饮食不节，损伤脾气，脾失健运，痰湿内生，经气不通，脉络受阻而致性欲低下。

在日常生活中，如何才能有效地预防？请注意以下几点：

首先，在性生活时，要消除顾虑，做好心理调节，男女一起努力，使关系和好如初。

其次，要消除压力，通过集中精力，提高自身和对方的乐趣，寻找并消除性欲低下的原因。

再次，拥有良好的心态和情绪，需要畅谈内心感受。在面对医生时，可自由表达心中的畏惧、愤怒、悲痛、焦虑等令人不适的情绪，有助于清理自己头脑中的混乱和干扰，是减弱消极影响的关键一步。

第二节 性欲亢进

歌曰：

性欲亢进，
过度兴奋，
生理病理，
必须细分。
生理情况，
新婚久别，
心理疏导，
可以解决。
性欲亢进，
中医可治，
肝火阴虚，
分别仔细。

性欲亢进又叫性欲过盛或性欲过旺，中医称阳事易举。它是指性兴奋出现得过多、过快、过剧而超过正常状态。

性欲亢进与性欲过强不同，后者表现为性生活次数略有增加，每周3～4次，新婚夫妇或婚后久别重逢，性生活频数稍有增加，这种性欲过强属正常。

性欲亢进临床上少见，需要进行治疗。男性性欲亢进，纵欲日久，会影响身体健康，而且会出现后期性功能障碍，如阳痿。男性性欲亢进还会引起女性的厌恶，造成夫妻性生活不和谐，甚至影响夫妻感情。

除去器质性病变引起者外，多数都是精神心理因素引起，宜进行心理治疗。正确对待性生活，既有利于身体健康，又有利于家庭和睦。

有些未婚青年，因本身缺乏性知识，在受到外界刺激时，经常引起性中枢兴奋，但得不到性满足，而出现较频繁和较长时间的阴茎勃起。就自认为这就是“性欲亢进”。

以上这种情况是正常的，并非真正的性欲亢进。随着生活阅历的丰富，这些情况通常可以自行解决，不必担忧。

那么中医又是如何辨证论治，治疗性欲亢进的呢？

临床上，常分以下证型：

（1）相火妄动证

症状：性欲强烈，性交频繁，强禁房事则梦交遗精；五心烦热，失眠，头晕耳鸣，腰背足跟酸痛。舌质红，少苔，脉细数。

治法：滋肾阴，泻肾火。

方药：知柏地黄丸。

（2）肝火旺盛证

症状：性欲强烈，性交频繁，烦躁易怒，面红目赤，口干咽燥，便干溲赤，眩晕耳鸣，腰膝酸软，夜不安眠。舌质红，少苔，脉弦细数。

治法：滋阴养肝，清热泻火。

方药：大补阴丸。

总之，性欲亢进有生理性和病理性两种。生理性的应注意心理疏导，把注意力放在自己的生活和工作上，必能缓解。

如果是病理性的，就要到正规的医院，请男科医师调理。

第三节 遗精

一、遗精生理

歌曰：
男大当婚，
女大当嫁，
女子经调，
男子精下，
生理现象，
不必牵挂。

遗精，是指不因性交而精液自行泄出的现象，有生理性与病理性之分。为了与病态相区别，我们把生理性的排精称之为“溢精”。

溢精，指的是生理性现象，为性行为得不到满足而出现排精的现象。《景岳全书·遗精》说：“有壮年气盛，久节房欲而遗者，此满而溢者也。”“至若盛满而溢者，则去者自去，生者自生，势出自然，固无足为意也。”

男子的溢精，是没有规律的，受很多的因素影响。在男科临床上，只要符合以下两点，就是正常的：

第一，平均每周的溢精不超过1到2次。

第二，未婚成年男子，或婚后夫妻分居，某周偶尔超过2次，第二天没有特别不适。

以上两点符合就是正常的，不必担忧。

当然，如果“溢精”过多，并且第二天出现不适，那就是病理性的排精，就是遗精，就要到正规医院的男科就诊。

二、遗精病理和诊治

歌曰：
遗精原因有很多，
肾虚不固和湿热，
中医治疗需辨证，
不可盲目去选择。

溢精，既然是生理性的，自然是不用理会的。如果出现以下两种情况，就是病理性的，就要到正规医院就诊了：

（1）已婚男子，不因性生活而排泄精液，每周一次以上；或未婚成年男子，频繁发生精液遗泄，每周多于两次，并伴有其他不适者。

（2）常见伴随症状有头昏、耳鸣、健忘、心悸、失眠、腰酸、精神萎靡等。

病理性的排精，称为遗精。

遗精又分两种：有梦而遗者，名为“梦遗”；无梦而遗，甚至清醒时精液自行滑出者，为“滑精”。梦遗和滑精是轻重不同的两种表现，治疗起来，没有原则上的区别。

引起遗精的原因很多，西医认为，其原因有包茎、包皮过长、尿道炎、前列腺疾病等。中医认为遗精多由肾虚精关不固，或心肾不交，或湿热下注所致。

遗精的中医辨证分型如下：

（1）君相火动，心肾不交型

症状：少寐多梦，梦则遗精，伴有心中烦热，头晕目眩，精神不振，倦怠乏力，心悸不宁，口干，小便短赤，舌质红，脉细数。

治法：清心安神，滋阴清热。

方药：黄连清心饮合三才封髓丹加减。

可选用中成药朱砂安神丸、麦味地黄丸等。

（2）湿热下注，扰动精室型

症状：遗精频作，或尿时少量精液外流，小便热赤混浊，或尿涩不爽，口苦或渴，心烦少寐，口舌生疮，大便秘结，或见脘腹痞闷，恶心，舌苔黄腻，脉濡数。

治法：清热利湿。

方药：龙胆泻肝汤或化肝煎加减。

可选用中成药龙胆泻肝丸、二妙丸等。

（3）劳伤心脾，气不摄精型

症状：劳则遗精，心悸怔忡，失眠健忘，面色萎黄，四肢困倦，食少便溏，舌质淡，苔薄白，脉细弱。

治法：调补心脾，益气摄精。

方药：妙香散合水陆二仙丹或补中益气汤加减。

可选用中成药河车大造丸、柏子养心丸等。

（4）肾虚滑脱，精关不固型

症状：梦遗频作，甚至滑精，腰膝酸软，咽干，心烦，眩晕，耳鸣，健忘，失眠，低热，颧红，形瘦盗汗，发落齿摇，舌质红少苔，脉细数。

治法：补益肾精，固涩止遗。

方药：右归丸合金锁固精丸加减。

可选用中成药金锁固精丸、锁阳固精丸等。

在日常生活中，应该如何预防，方能有利于健康的生活？

（1）注意精神调养，排除杂念。

（2）丰富文体活动，适当参加体力劳动或运动。

（3）注意生活起居，节制性欲，戒除手淫。

（4）晚餐不宜过饱，被褥不宜过厚，内裤不宜过紧。

（5）少食辛辣刺激性食物，如烟、酒、咖啡等。

第四节 阴茎短小

歌曰：

阴茎短小，
不必慌张，
绝大多数，
勃起正常。
确有少数，
激素异常，
正规男科，
咨询主张。

小阴茎，是指阴茎外观正常，长度与直径比值正常，但阴茎体的长度小于正常阴茎长度平均值2.5个标准差。

阴茎的长度，是指用手将阴茎头尽量拉直，即相当于阴茎充分勃起时，从阴茎头到耻骨联合的距离。

正常成年男性，只要阴茎长度勃起后大于3～5cm，就是正常的。

阴茎短小的判断标准：一般情况下，成年男性阴茎勃起后长度不足3cm，为小阴茎。换句话说，平时阴茎的长短没有意义，在勃起后仍然小于3cm，才是小阴茎。

现代医学认为，之所以阴茎短小，是因为促进性腺发育的激素（睾酮）分泌不足，导致男性的阴茎不发育。也有一小部分是性染色体异常，最常见的是Klinefelter综合征（47，XXY）。

小阴茎的治疗需要长期甚至是终生补充雄激素。如果是双侧睾丸下降不全则需要及早手术治疗。

真正的阴茎短小，属于中医“天宦”范畴，中医治疗也有一定的疗效。

第五节

早泄

歌曰：

男大当婚，
女大当嫁，
成年男女，
没有尴尬。
射精过快，
不必烦恼，
夫妻和谐，
更为重要。
洞房花烛，
身心交融，
双方合作，
共攀高峰。
男女双方，
步入成年，
传宗接代，
重任在肩。

早泄，是指阴茎插入阴道后，在女性尚未达到性高潮且男性的性交时间短于2分钟而提早射精，从而出现的性生活不和谐或障碍。

早泄的诊断有以下几个要点：

首先，早泄是性功能障碍的一种，时间上小于2分钟；

其次，最终的结果是女方没有达到高潮。

换句话说，只要是女方达到性高潮了，也就不存在早泄的诊断了。

临床上早泄分为两种情况：

第一种，生理性的射精过快，如新婚燕尔，初涉房事；或者久别重逢。这种情况下，过快射精属于生理情况，不必介怀，慢慢就会适应，只要双方能够达到性高潮，就不属于早泄，就不用治疗。

第二种，必须同时符合以下两点，才属于早泄。

（1）持续时间小于1～2分钟；

（2）女方没有达到性高潮。

西医所认为的早泄，由以下几个要点组成：

（1）射精控制能力：插入阴道后，完全或几乎完全不能控制射精。

（2）烦恼及人际困难：同时带来负面个人情绪，如苦恼、忧虑、挫折感和/或逃避性接触。

（3）IELT（intravagina ejaculation latency，阴道内射精潜伏期）时间：总是/几乎总是在插入阴道前/后1分钟内射精（原发性早泄），或潜伏期时间显著缩短，通常少于3分钟（继发性早泄）。

西医的治疗目标：改善射精控制力；提高患者及伴侣性满意度及人际关系；延长IELT时间。

西医的治疗药物有两种：

第一种，全身用药，5-羟色胺再摄取抑制剂（SSRIs）。

（1）按需服用SSRIs：以达泊西汀为代表。

（2）规律服用SSRIs：以舍曲林为代表。

第二种，局部用药，各种类型的表面麻醉剂，如丁卡因、奥布卡因。

中医辨证论治：

（1）肝经湿热证

症状：性欲亢进，交合时泄精过快，头晕目眩，口苦咽干，心烦，小便黄赤或淋浊阴痒；舌质红，苔黄或黄腻，脉弦数。

治法：清利肝经湿热。

方药：龙胆泻肝汤。

（2）阴虚火旺证

症状：欲念时起，阳事易举，或举而不坚，临房早泄，梦遗滑精，头晕目眩，心悸耳鸣，口燥咽干；舌质红，脉细数。

治法：滋阴降火。

方药：清肾汤；知柏地黄丸加味；固精煎。

（3）肾气不固证

症状：性欲减退，早泄遗精，腰膝酸软，小便清长，夜尿多；舌淡，苔白，脉沉弱。

治法：益肾固精。

方药：济生种精丸；金匮肾气丸；金锁丸。

（4）心脾两虚证

症状：早泄伴见肢体倦怠，面色不华，形体消瘦，心悸气短，健忘多梦，或自汗，纳呆，便溏；舌淡，脉细。

治法：补益心脾。

方药：归脾汤。

第六节 阴茎勃起困难

歌曰：
物种繁衍，
阴阳和合，
阴茎勃起，
不可或缺。

勃起的程度：

（1）正常

性欲要求正常，勃起反应迅速，勃起持续时间可至射精或中断性交后消失，勃起硬度可自由插入阴道，性快感良好，性交频度没有明显改变，自慰勃起反应正常。

（2）Ⅰ°（轻度）

性欲要求基本正常，勃起反应迅速，勃起持续时间不稳定，有时出现不能持续现象，勃起硬度有时出现不能置入阴道的情况（偶然一两次则属正常，不在此列），性快感基本正常，性交频率较以往少，自慰勃起反应基本正常。对于此类程度的勃起困难，一般为暂时性心理刺激所致，只要心结得以排解，则可自行恢复。

（3）Ⅱ°（中度）

性欲减弱，勃起反应减慢，经常出现不能持续地勃起，勃起硬度经常不足以插入阴道，性快感消退，性交频度明显减少，自慰时勃起反应勉强。

（4）Ⅲ°（重度）

性欲要求消失，勃起反应全无，因此也谈不上阴茎勃起的持续，完全不能插入阴道，无性快感。

诊断是否有勃起困难，根据下面的几个参数进行判断：

① 阴茎勃起反应的快与慢。

② 持续的时间。

③ 阴茎勃起的硬度。

第七节 精闭

歌曰：

不能射精，

心理居多，

夫妻配合，

方能和谐。

不射精是以阴茎能充分勃起，亦能进行正常的抽送动作，但无性高潮、无射精动作、无精液排出为主要表现的肾系疾病。中医称之为精闭。

由于正常的射精是一个复杂的生理过程，是由神经系统、内分泌系统和泌尿生殖系统共同参与的复杂生理反射过程，如果该过程的任一环节发生功能或器质性障碍，均可导致不射精。

引起不射精的原因很多。首先是病理性的，比如口服药物，如降血压、抗焦虑症、抗抑郁症的药物；骨盆损伤或者骨盆区的手术；糖尿病；勃起功能障碍等，均导致不射精。另外，还有心理性的因素，比如焦虑症、性刺激不够等。

大部分是功能性的，其表现是：性交时间能维持很久而不疲软，在性交过程中不能达到性高潮或射精，没有射精动作，也没有精液排出体外，或即使有情欲高潮的感受，但既无射精动作，也无精液排出体外，而平时却有遗精，或非性生活遗精。

西医治疗方法如下：

（1）心理疗法

主要用于功能性不射精者。

具体措施：开展性知识教育，普及性知识，消除性无知是非常重要的。还要争取患者配偶配合治疗，端正其不正确的心理，给男子以积极配合、宽慰和鼓励，促使其成功射精。

（2）物理疗法

主要包括电振动与刺激。对于功能性不射精患者，电振动一次即可使半数的患者射精，多数经治疗十次左右基本可以治愈，达到成功性交、射精。

（3）药物疗法

常用麻黄素和左旋多巴，忌用镇静剂。

① 麻黄素：性交前1h口服，有助于恢复射精。

② 左旋多巴：可提高射精中枢的兴奋性，0.25g，3次/天，口服，对恢复射精有良好的促进作用。

（4）手术方法

主要是针对阴茎本身疾病，如包皮过长及包茎。患者可采用手术治疗，切除包皮，显露龟头，以增加其对刺激的敏感性。

中医药辨证治疗如下：

（1）阴虚精亏，相火独亢证

症状：性欲亢进，阳强不射精，面色不华，心烦急躁，寐少梦遗，口干，舌红，脉弦细数。

治法：滋阴降火。

方药：知柏地黄丸加减。

（2）肾阳不足证

症状：阴茎勃起正常，交而不能射精，性欲减退，头晕乏力，精神不振，面色晦暗，腰膝酸软，腰以下有冷感，舌淡苔白，脉象沉细或沉弱。

治法：温肾助阳。

方药：桂附八味丸加减。

（3）肝郁化火，心火亢盛证

症状：性欲亢进，交不射精，头晕目眩，心情急躁，失眠多梦，口干口苦，口舌生疮，腰膝酸软，舌红苔黄，脉细弦数。

治法：疏肝泻火，清心通窍。

方药：龙胆泻肝汤加减。

（4）心脾亏乏，肾精不足证

症状：阴茎勃起正常，交不射精，伴心悸、失眠、多梦、食少、纳呆、腰酸、乏力，舌淡苔薄白，脉细弱。

治法：健脾补气，养心益精。

方药：归脾丸加减。

（5）瘀血阻滞证

症状：病积日久，气滞血瘀，瘀阻精道，故无精液流出，同房时不射精，性情沉默，易怒，胸闷不舒，阴部胀痛，舌紫或有瘀斑，舌苔薄，脉沉涩。

治法：活血化瘀通精。

方药：少腹逐瘀汤加减。

在日常生活中，注意以下的调理，也有临床意义。

（1）进行青春期性教育，宣传生殖生理知识。注意青春期性卫生。

（2）不吸烟，少饮酒，防止烟酒对全身包括生殖器的有害影响。

（3）积极治疗有关疾病。

第八节 阳痿（勃起障碍）

歌曰：
阳痿概念，
勃起不坚，
房事失败，
影响繁衍。

阳痿，也称阴痿、筋痿，是以阴茎痿软，或举而不坚，不能插入阴道进行性交为主要表现的痿病类疾病。现代医学称之为阴茎勃起功能障碍。

从定义中可以看出，阳痿的表现形式至少有以下两种：或者干脆不能勃起，痿软不举；或者能够勃起，但是举而不坚。其结果是硬度不够，不能完成房事。

国际上阳痿的定义为：性交时阴茎不能有效地勃起，或者勃起不够充分，或者不能维持勃起以达到满意的性生活。

国内则常将阳痿定义为：阴茎不能勃起或勃起不坚，不能插入阴道，或在插入过程中痿软，使性交不能进行。只有符合这种情形时，才能叫作阳痿。

一、阳痿病因：心理因素

歌曰：
成年男女同努力，
幸福彼岸必须的，
女方应该多体谅，
心病还要心药医。

引起阳痿的原因比较复杂，二十世纪六七十年代时多认为心理因素占主要地位。近年来，随着先进检测设备的应用，发现器质性病变占八成以上，其中部分患者同时合并有心理因素。

现代医学将阳痿分为心理性（又叫精神性或功能性）、血管性、神经性、内分泌性及药物性。从另一个角度，又可分为原发性、继发性及境遇性。其中，血管性阳痿占器质性阳痿的多数，而动脉性、静脉性、混合性三种血管性阳痿中，又以静脉性的发病率最高。

静脉性阳痿是由于阴茎海绵体的静脉系统发生异常，压力减少，使得大量血液在勃起时从静脉漏走，导致勃起硬度不够或持续时间短暂。

阳痿与不良心理会形成恶性循环，且逐步加重。无论何种阳痿，若不克服不良心理，治疗效果往往不理想。所以阳痿的治疗，首先要进行心理疏导，解除患者的心理负担。

有的阳痿是由早期甚至儿童期的心理障碍所导致的，或由不易察觉的潜意识中的不良因素所导致的，这就更应该进行心理治疗了。

二、阳痿病因：吸烟

歌曰：
中医理论，
烟草是药，
成瘾有毒，
治病为宝。

中医认为，烟草性“温燥”，而点燃的烟草则属性“热毒燥邪”。吸烟者在长期吸烟的过程中，会导致“肺气郁闭”，最终将致慢性虚损的“肺痿”，更会因为火热烟毒上熏灼伤肺液、煎炼成痰，而引发慢性阻塞性肺病、肺癌等多种严重疾病。

中医通过中药和针灸可清除肺胃之热，兼化痰解郁，从而降低或消除烟瘾。

下面，给大家介绍几个戒烟的中医方，一定在正规中医师的指导下选择使用。

（1）取南瓜藤250克，洗净切碎，捣烂取汁，加红糖适量，开水冲后代茶饮。

（2）取地龙、鱼腥草各12克，远志15克，加水500毫升，煎至250毫升，放凉之后，早晨空腹服用。

（3）取绿茶、薄荷、藿香、甘草各等份，白砂糖少许，水煮当茶饮服，每日8～12次，连用2～3天。

（4）取甘草120克，炒杜仲60克，川贝母60克，研粉，煎汤去渣，加入红糖 250 克，使其成膏状。温开水送服，每次一汤匙，早晚各一次。注意服药期间忌食酸、辣。

（5）取藿香 60 克，鱼腥草 50 克，地龙、远志各 45 克，薄荷、甘草各 30 克，白人参 15 克，水适量，将上药放入锅内煮 3 次，每次 20 分钟（即第一次煮好后把药液倒出来，然后再加水煮第二次，之后把两次药液混合在一起继续煮），待熬至浓稠状态时，加入白砂糖 200 克，葡萄糖粉 50 克，继续熬至成丝状不粘手时，停火，趁热倒入表面涂有食用油的大搪瓷盘中，稍冷后将糖分割成若干小块，经常含服。该方具有补气扶正、醒脑提神、解毒祛痰的功效，不仅能辅助戒烟，而且还可改善由于吸烟而引起的咳嗽、多痰、口干、舌燥等症状。

耳压法：在双侧耳穴，即神门、肺、内分泌及口穴，先用酒精棉球常规消毒，然后在各穴区用探针选取最痛点，粘贴橡皮膏固定。每当想吸烟时，以食指或拇指按揉各穴，从上至下，先神门、肺、口穴，后内分泌穴，每穴按揉 1 分钟左右，双侧同时进行。按揉时用力至该穴稍痛为宜。5 天更换一次，15 天为 1 个疗程。

三、阳痿病因：饮酒

从中医来说，酒：

性味：甘苦辛，温，有毒。

归经：入心、肝、肺、胃经。

功能：通血脉，御寒气，行药势。

主治：治风寒痹痛，筋脉挛急，胸痹，心腹冷痛。

酒是一味相对廉价易得的中药。少饮有益，过则损人，《养生要集》说："酒者，能益人，亦能损人。节其分剂而饮之，宣和百脉，消邪却冷也。若升量转久，饮之失度，体气合弱，精神侵昏。宜慎，无失节度。"

酒是刺激性很强的物质，易引起性器官充血兴奋，使人失去自制能力，而导致房事过度，伤肾耗精，损神折寿。现代医学研究发现，酒精会损害神经系统并减少睾酮和其他性欲所需要激素的数量，长期酗酒会导致不可逆转的勃起功能障碍。

另外，酒精能损害包括生殖细胞在内的一切细胞，包括精子。若"醉以入房"，使妻子受孕，则有可能影响胎儿的生长发育，严重者致使胎儿畸形，出生后智力低下。

四、中医诊治

以下为中医诊断阳痿的依据：

（1）青壮年男性，在性生活时阴茎不能勃起，或勃而不坚，不能进行正常性生活。

（2）多有房事太过，或青少年期手淫史。常伴有神倦乏力，腰酸膝软，畏寒肢冷，或小便不畅，滴沥不尽等症。

（3）排除性器官发育不全或药物引起的阳痿。

中医的辨证施治如下：

（1）命门火衰证

症状：阳事不举或举而不坚，精薄清冷，精神萎靡，头晕耳鸣，面色㿠白，腰酸膝软，畏寒肢冷；舌淡，苔白，脉沉细无力。

治法：填精益髓，温肾壮阳。

方药：赞育丹；右归饮。

（2）惊恐伤肾证

症状：受惊恐后，阳事不举，举而不坚，胆怯多疑，健忘多梦，心悸易惊，或寐不安宁，精神萎靡不振，少气懒言；苔薄白，脉沉弦而细。

治法：宁神补肾，升清振痿。

方药：宣志汤；斑龙丸合安神定志丸。

（3）肝气郁结证

症状：阳事不举，情志抑郁，胸胁胀满，急躁易怒，善太息；舌红，脉弦细。

治法：疏肝解郁，通络振痿。

方药：达郁汤；四逆散。

（4）心脾两虚证

症状：阳事不举，精神不振，夜寐不安，心悸健忘，乏力，胃纳不佳，面色无华；舌质淡，苔薄腻，脉细。

治法：补益心脾。

方药：归脾汤；人参养荣汤。

（5）肝经湿热证

症状：阴茎痿软不举或举而不坚，阴囊潮湿，臊臭坠胀，甚则肿疼，肢体困倦，心烦口苦，大便黏腻，小便短赤；舌质红，苔黄腻，脉滑数。

治法：清化湿热，泻肝利胆。

方药：龙胆泻肝汤。